U0225295

中医经典古籍集成（影印本）

读过伤寒论（中）

陈伯坛 撰
李剑 张晓红 选编

SPM
南方出版传媒
广东科技出版社
·广州·

图书在版编目（CIP）数据

读过伤寒论：全3册 / 陈伯坛撰．—影印本．—广州：广东科技出版社，2018.4
（中医经典古籍集成）
ISBN 978-7-5359-6881-4

Ⅰ．①读⋯ Ⅱ．①陈⋯ Ⅲ．①《伤寒论》—研究 Ⅳ．①R222.29

中国版本图书馆CIP数据核字（2018）第045272号

读过伤寒论（中）

DUGUO SHANGHANLUN（ZHONG）

责任编辑：吕　健　苏北建
封面设计：林少娟
责任校对：陈　静
责任印制：彭海波
出版发行：广东科技出版社
（广州市环市东路水荫路11号　邮政编码：510075）
http：//www.gdstp.com.cn
E-mail：gdkjyxb@gdstp.com.cn（营销）
E-mail：gdkjzbb@gdstp.com.cn（编务室）
经　销：广东新华发行集团股份有限公司
印　刷：广州一龙印刷有限公司
（广州市增城区荔新九路43号1幢自编101房　邮政编码：511340）
规　格：889mm×1 194mm　1/32　印张17　字数348千
版　次：2018年4月第1版
2018年4月第1次印刷
定　价：398.00元（上、中、下）

陈伯坛 撰

读过伤寒论

（卷五至卷九）

据广州中医药大学图书馆藏民国十九年（一九三〇年）陈养福堂木刻本影印

張仲景傷寒論原文

讀過傷寒論卷五

新會 陳伯壇英畦著

太陽篇豁解

男 萬駒
受業 鄧義琴 林清珊 仝校

傷寒五六日。中風。往來寒熱。胸脇苦滿。默默不欲飲食。心煩。喜嘔。或胸中煩而不嘔。或渴。或腹中痛。或脇下痞鞕。或心下悸。小便不利。或不渴。身有微熱。或欬者。與小柴胡湯主之。

發於陰病曰傷寒。屬表證。主寒。發於陽病曰中風。屬外證。主熱。發於陰者六日愈。五六日不愈矣。何來續得中風耶。非風寒雙感也。乃陰而陽者半。遂寒而熱者半。其半并於陽之熱。猶乎發於陽之中風。其半并於陰之寒。。猶是發於陰之傷寒。。寒熱既分爲兩敵。。太陽亦出其兩軍。。於是陽勝則熱。。陰勝則寒。。寒往不啻太陽驅之往。。熱來不啻太陽誘之來。。其來來自胸脇。。其往往於胸脇。。覺餘邪布滿胸脇。。胸脇乃少陽轉樞之處。。少陽脈下胸貫膈循脇裏。。不甘受邪之壅遏。。故苦滿。。太陽雖酣戰。。在少陽則默默而已。。默訓靜。。鬱鬱之將形而未形者殆如斯。。非欲廢飲食。。特飲食亦一苦事。。不欲其重滿膈間也。。陽明又有陽明之用情。。不能汗解故心煩。。轉因煩而生喜。。不喜汗故喜嘔。。喜其衝開胸滿也。。然亦胸邪反動其嘔也。。若一變而胸中煩。。煩與滿相因。。渴與煩亦相因。。或煩不至動其嘔。。

或渴聊以解其煩。。又或因嘔之故。。臟腑相連於下。。而腹中痛。。或因滿之故。。正邪並域於側。。而脇下痞鞕。。或因渴故飲水多致心下悸。。且小便不利。。或不煩故飲水少仍不渴。。僅身有微熱。。不渴故或欬。。或欬仍不離乎或嘔或悸或煩或渴者。。何其變端不一乎。。此非少陽證具。。乃太陽柴胡證悉具。。即不悉具。。有加減法在。。曰與小柴胡湯主之。。主太陽也。。少陽篇與柴胡湯無主之二字。。論內亦無少陽柴胡證五字也。。方旨詳註於後。。

小柴胡湯方

柴胡半觔　黃芩三兩　人參三兩　半夏半升洗　生薑三

兩　甘草三兩切　大棗十二枚擘

右七味。以水一斗二升。煑取六升。去滓再煎。取三升。溫服一升。日三服。後加減法。

若胸中煩而不嘔。去半夏人參。加括蔞實一枚。

若渴者。去半夏。加人參合前成四兩半。括蔞根四兩。

若腹中痛者。去黃芩。加芍藥三兩。

若脇下痞鞕。去大棗。加牡蠣四兩。

若心下悸。小便不利者。去黃芩。加茯苓四兩。

若不渴。外有微熱者。去人參。加桂三兩。溫覆取微汗愈。

若欬者。去人參大棗生薑。加北味子半升。乾薑二兩。

本草經稱柴胡主心腹腸胃結氣。。無脇下二字。。餘藥亦對於脇下無專長。。獨加入之茯苓。。主胸脇逆氣耳。。卽牡蠣仍非脇下不可少之藥。。顯見本方非少陽病所能私。。其能撥動少陽者。。乃其餘事。。惟陽明內載上焦得通。。津液得下。。胃氣因和三句。。可爲柴胡方下鐵板註脚。。蓋七味首以胃氣爲本。。非亟亟以解散餘邪。。旣煑而繼以煎。。其好整以暇爲何若。。在陽明則三服盡。。柴胡之能事已畢。。在太陽則多出其法。。而統系於柴。。方內去半夏者二。。去黃芩亦二。。去人參者三。。加人參者一

○○去大棗者二○○去生薑者一○○其去也○○無非因加味爲轉移○○加栝蔞二味是通上法○○去夏避其降○○加苓芍二味是通下法○○去芩避其寒○○若痞鞕而趨勢在側○○牡蠣卻宜於側○○身熱則趨勢在外○○桂枝宜於外○○欬則趨勢在裏○○薑味宜於裏○○誠非人參薑棗之力所能逮○○獨是人參有減亦有加○○甘草無加並無減○○可悟本方爲胃氣之保障○○用以截餘邪之去路○○是陽明與受柴胡之賜○○實多於少陽○○下條曰渴者屬陽明○○不曰屬少陽者○○以誤認柴胡證屬少陽者多○○能知柴胡證屬陽明者少也○○

血弱氣盡○○腠理開○○邪氣因入○○與正氣相搏○○結於脇下○○正邪分爭○○往來寒熱○○休作有時○○默默不欲飲食○○臟

腑相連。。其痛必下。。邪高痛下。。故使嘔也。。小柴胡湯主之。。柴胡湯服已。。渴者。。屬陽明也。。以法治之。。

上條尙未血弱氣盡也。。其氣耐熱。。故太陽以陽受熱。。其血耐寒。。故太陽以陰受寒。。腠理非不開也。。旋開而旋闔。。邪氣非不入也。。旋入而旋出。。邪正非不搏。。特脇下滿非脇下結。。如正邪合爭者然。。非分爭也。。若血弱氣盡。。則毫毛非爭地矣。。僅恃腠理爲藩籬。。以少陽外主腠理。。儘有開拒之能力。。無如腠理開。。開門揖盜者少陽也。。少陽誠有負於太陽哉。。就令太陽不入。。而邪氣因入。。遂以脇下爲出沒之鄉。。其沒而不與正氣相搏也。。則結於脇下。。其出而與正氣相搏也。。則爭在腠理。於太陽少陽之畔界分勝負。少陽莫之援也。邪氣反利用少陽爲往來寒熱之機關。搏太陽之陽。則寒來而熱往。搏太陽之陰。則寒往而熱來。上條邪未悉入。故休作無時。本證邪非欲出。故休作有時。休作雖關於衞氣之離集。而寒轉熱。熱轉寒。不啻少陽之樞代爲之轉也。在少陽亦無以自明。第默默而已。亦有不欲飲食之用情。飲食則助行其衞氣。寒熱又觸動其樞機。幾欲遷怒於飲食也。陽明且有連帶之痛狀。兩脇連於腑。季脇連於臟。臟腑相連處。即寒熱相通處。痛不在腑而在臟者。其氣不上。其痛必下。高壓陽明之上者邪。痛落陽明之下者腹。非痛處受邪也。不嘔因而痛。痛下因而嘔。地氣不能衝開上邪者。穀氣尚能嘔開上邪。陽明故使嘔爲後盾。少陽不能使之嘔也。獨是胸非滿而脇則結甚。徒喜嘔又未可與勿藥之思也。莫若乞靈於柴胡。曰小柴胡湯主之。病形加倍爲。藥力亦作加倍用。如其服湯已。已者止而不復進之詞。不渴則已耳。渴者是柴胡證仍在。自有加減法在。不過因煩致渴是太陽渴。因嘔致渴是陽明渴。曰屬陽明也。不屬少陽在言外。少陽篇無渴字故也。看似便宜於少陽。實則便宜於陽明。陽明果未脫離柴胡證。認證固易。治證亦易。曰以法治之。以上條加減法治之。謂爲陽明病而有太陽柴胡證可也。何傷於陽明乎。

得病六七日。脈遲浮弱。惡風寒。手足溫。醫二三下之。不能食。而脇下滿痛。面目及身黃。頸項強。小便難者。與柴胡湯。後必下重。本渴而飲水若嘔者。柴胡湯不中與也。食穀者噦。

欲認定何者爲柴胡證。苟不認定何者不是柴胡證。則惑矣。如既有柴胡證。反不能任柴胡病。是得病甚於得證。至六七日柴胡病未壞亦幾於壞。柴胡證未罷亦幾於罷矣。以其脈遲浮弱。陽明遲脈加上太陽脈。故太陽陽明病形相掩映。惡風惡寒亦掩映。第覺手足溫。殆如陽明其外有熱之手足溫。非與手足自溫同消息

○○此正休而不作之柴胡證○○大抵脈遲則衛氣無振作○○與邪氣相失不相得○○宜無寒熱之往來○○柴胡證縱非共見○○儘可以柴胡湯承其乏也○○胡醫者徒知諸四逆厥有下禁○○手足温無下禁○○竟毅然下之乎○○下至再則陷陽明之燥○○再至三則陷少陽之火○○少陽陽明一落○○餘邪更不可收拾○○必多出其似是而非之柴胡證以惑人○○看似不欲食○○實不能食○○邪氣不搏正氣○○但搏胃氣○○烏能食○○非不脇下滿○○乃滿而痛○○邪氣不結脇下○○反傷脇下○○烏乎不痛○○又似太陽病翻作陽明柴胡證○○彼證脇下及心痛○○本證心未及痛○○而脇下已痛矣○○彼證一身及面目悉黃○○先黃太陽之身○○本證面目及身黃○○先

黃陽明之面矣○○彼證耳前後腫○○頸腫而太陽之項不腫○○本證頸項强○○項强而陽明之頸亦强○○且也同是小便難○○不過異在不能食○○雖謂以不能食之陽明病○○得小便難之柴胡證○○亦自有說也○○與柴胡湯○○誰復非之耶○○孰意藥力甫及於身之前○○餘邪已集於身之後○○曰後必下重○○重在燥氣火氣先墜於魄門○○邪氣又從而壓之也○○雖然○○下文明言柴胡證但見一證便是○○究以何證爲是耶○○舉二證以爲例○○嘔是也○○渴亦是也○○本嘔而後渴○○是眞用水○○本渴而反嘔○○非眞飲水○○如其不用水而若嘔者（五苓证）○○顯無燥火二氣於其間○○柴胡湯不中與也○○復叮嚀之曰食穀者噦○○即不能食所迫而形○○陽明柴

胡證雖時時噦。。尚無食穀二字。。穀氣正柴胡之後盾。。蓋與衛同行者柴胡證之邪。。而御邪者穀也。。不觀陽明篇有曰食穀欲嘔。。又曰飲水則噦乎。。彼非承氣證。。此非柴胡證。。柴胡承氣可相提而並論。。欲從承氣證上着眼孔。。當先從柴胡證上着眼孔也。。

傷寒四五日。。身熱惡風。。頸項强。。脇下滿。。手足溫而渴者。。小柴胡湯主之。。

傷寒必體痛惡寒。。傷寒轉中風。。而後身熱惡風。。何以不曰傷寒四五日中風耶。。上文書傷寒復書中風。。一邪翻作兩邪。。寒時見之謂之寒。。熱時見之謂之風。。故發生種種柴胡證。。本證寒一往而不復來。。熱一來而不復往。。是熱者寒之標。。毋庸以中風目之也。。獨是書身熱不書發熱。。分明太陽受熱不受寒。。或移寒分於陽明少陽未可知。。假令陽明少陽證不見。。何至一頸一脇不如前乎。。豈知陽明寧舍棄其頸而不顧。。少陽寧舍棄其脇而不顧。。越出肌肉腠理以援太陽。。而後并三陽者熱。。熱無可往。。背三陽者寒。。寒無可來。。於是寒侵太陽之項則項强。。復侵陽明之頸頸亦强。。惟少陽之脇。。但滿而不痛者。。邪不傷脇。。故不苦痛。。脇可容邪。。亦不苦滿耳。。獨惜陽明少陽方爲太陽忙。。其標陽俱集於手足。。其本氣隱與餘邪相敵。。故手足之陽溫。。而燥火之氣渴。。覺溫與渴消息通而情形隔者。。皆邪氣牽累使之然

○○縱非陽明少陽已受邪○○而太陽柴胡證○○非特陽明少陽莫能助○○不曾爲燥火二氣所稽留○○小柴胡又中與矣○○主柴胡則三陽自復回其原狀○○果觝觸上條否乎○○上條手足脇下頸項諸證具○○明明禁柴胡○○本條則弛禁也○○異在上條無身熱○○本證無身黃乎○○固也○○餘證之具不具猶其後○○吾第知上條末句語氣作另提○○爲句中有眼爾○○ 嘉言頸字作頭字○○元御風字作寒字非○○

傷寒○○陽脈濇○○陰脈弦○○法當腹中急痛者○○先與小建中湯○○不差者○○與小柴胡湯主之○○

傷寒發於陰也○○脈當陰陽俱緊○○乃不惟不緊○○陽脈濇而非俱濇○○陰脈弦而非俱弦者何耶○○二陽併病則脈濇

○○太陽與少陽併病則脈弦○○本論無兩併病之條○○非併病而有如是之脈法哉○○即目爲三陽合病○○尺寸脈又非合於關上也○○長沙蓋有正法眼藏在○○非脈法所能盡矣○○就以書法論○○吾謂非三病合爲一○○當指一病分爲三○○陽明與太陽既分又復合○○故陽脈之溢其病同○○少陽與太陽既分又復分○○故陰脈之弦其陽獨○○脈象是少陽翻作太陰○○證象乃太陰翻作少陽○○以其脇下不痛腹中痛○○痛狀相迫而來則急痛○○急與亟同義○○陰者存精而起亟也○○痛而不起○○則亟矣○○中央不建○○則不起矣○○小建中湯非虛有其名○○先與服之○○起少陽於中氣之上○○方從所以然上立治法○○非僅從所當然上立治法也○○

主急痛以小建中爲無二法門○○未有得湯而痛不差者○○
如其不差○○非建中證之急痛不差○○乃柴胡證之痛下不
差也○○雖然○○柴胡證不過或腹中痛耳○○假令並痛下而
亦無○○是一證不見矣○○追尾以柴胡耶○○正惟無柴胡證
○○長沙欲人見得建中證中便有柴胡證在○○與建中囿柴
胡法外法○○與柴胡又建中法外法○○此其所以謂之法也
○○

小建中湯方

桂枝三兩去皮　甘草二兩炙　大棗十二枚擘　芍藥六兩
生薑三兩切　膠飴一升

右六味○以水七升○煑取三升○去滓○內膠飴○更上

微火消解。溫服一升。日三服。嘔家不可用建中湯。以甜故也。

本方以建中得名。非專以治痛得名也。金匱婦人腹痛。虛勞裏急腹痛。雖兩見本方之長。而男子黃則曰當與虛勞小建中湯。未嘗曰當與急痛小建中湯也。下文主心中悸而煩。亦無腹中急痛四字。顯見方同而法不同。不同其所以然。故不同其所當然也。且曰法當急痛。不曰法當痛。是所以然處在急不在痛。若徒以止痛爲急務。則芍藥一味足以當之。就如桂枝加芍藥湯。何嘗不主痛。焉用膠飴乎。否則柴胡去芩加芍。明主腹中痛矣。何必多此一舉。先令其不差乎。先與小建中云者。蓋謂方當行建中。非謂法當主建中。復申言之曰嘔家不可用建中。不過因甜之故。遂置腹痛於不問。無成方是以無成法耳。急痛二字。可作緩痛讀。大抵愈痛而愈急。無非中氣不建之原因。一爲顧名思義。凡得建中證。必無使嘔之能力。如其痛下故使嘔。自有小柴胡湯在。毋庸槩用本方也

傷寒中風。有柴胡證。但見一證便是。不必悉具。

本條極有研究之興味。如謂傷寒中風皆有柴胡證。是柴胡可濫與。就令一證未具。人人心目中有柴胡。如謂傷寒中風始有柴胡證。是柴胡當靳與。就令一證已具。人人心目中無柴胡。上言柴胡不中與。何止一證

具。柴胡證乃自有而之無。上言不差與柴胡。何嘗一證具。柴胡證卻自無而之有。有字可獨喻殊難共喻。宜乎下文傷寒十三日曰此本柴胡證。髣髴本無而似有。過經十餘日曰此非柴胡證。髣髴是有而非無也。夫以撲朔迷離之柴胡證。欲人一見認爲是。恐非之者多矣。安能繪盡柴胡證之眞相。印入孰視無覩者之眼藏乎。吾謂見證非但見其一。當兼見其二。合傷寒中風爲一證。非卽麻黃桂枝二證相互掩乎。傷寒而有中風證爲之敵。是發於陰而見陽。爲半在外之傷寒。勿但見麻黃證翻作桂枝也。中風而有傷寒證爲之敵。是發於陽而見陰。爲半在裏之中風。勿但見桂枝證翻作麻黃也。麻桂證未有半麻非麻半桂非桂者。亦未有麻桂證無存在。而後有柴胡證者。有柴胡證非自無麻桂證始。凡不可轉移之麻桂證便是柴胡證。不悉具則已。悉具又不啻傷寒中風紛至而沓來。似非太陽病所獨有。要其梗阻三陽之離合。無非從間隙中畢露其端倪。柴胡證非必應有盡有也。曰但見一證便是。盡人可以放開眼孔認柴胡。曰不必悉具。盡人可以收窄眼孔認柴胡也。不然。下文柴胡證不罷者有之。柴胡證仍在者有之。其見證必依稀莫辨可知。夫誰信之乎。

凡柴胡湯病證。而下之。若柴胡證不罷者。復與柴胡湯。必蒸蒸而振。卻發熱汗出而解。

太陽病證不罷者不可下。下之爲逆。殆指麻桂湯病證而言。若柴胡湯病證。似當別論。下文曰此雖已下之。不爲逆。明明柴胡湯證具矣。況同是柴胡證仍在。且有與大柴胡湯下之之例乎。假令柴胡證罷病未罷。就以湯下之。不得謂非其治也。蓋稽留柴胡之病無解意。則趨勢在裏矣。無從汗解。下之何傷。試觀陽明病無太陽柴胡證。彼條兢兢於與承氣湯爲何若。大都承氣證之蓄積。儼若柴胡證所釀成。下藥庶無犯手耳。特非所論於柴胡病具證亦具也。凡柴胡湯病或爲下藥所轉移。其證非下藥能轉移。縱下之可以盡其病。非汗之不能解其證故也。乃不汗之而下之。病不如故而證亦如故。若柴胡病罷證不罷者。始復乞靈於柴胡。則利鈍有間矣。夫接濟太陽之汗者陽明也。撥歸太陽之汗者少陽也。水穀未充。斯送運較遲。太陽少陽迫不及待。必蒸蒸而振。俟衞氣到而後汗液行。卻發熱汗出而解。一番變動。既減省柴胡之効用。且重增病人之苦況。就令柴胡病無下禁。亦多此一舉。倘或其病未衰。不爲結胸則爲痞矣。柴胡又不中與之。豈長此復有柴胡證乎。

傷寒二三日。心中悸而煩者。小建中湯主之。

亦有柴胡湯病證。不能濫與柴胡者。如傷寒二三日。不獨陽明少陽證不見。並太陽證亦不見。是三陽俱不受邪。邪無出路。亦無去路。謂非柴胡證藏在三陽畔界之夾縫。吾不信也。獨是欲見柴胡一證而不得。假令與柴胡而汗不至。將奈何。勿認心中悸作心下悸也。悸而煩。乃印入心坎中之感覺。非適肖柴胡證之或悸或煩也。得毋心中有柴胡證在耶。心臟堅固。邪不能客。邪在心臟之外經。故煩狀若離合。第覺悸而煩。非煩而悸也。夫傷寒一日。太陽受之。卽汗出而心中無吝意者。心主營血。血液足供太陽之汗。正得其心之所安。蓋邪與正氣爭。非與心血戰也。於心中何忤乎。若心中悸而煩則異是。異在營血與寒邪相接觸。而後太陽得以不受邪。血者神氣也。心者神之所舍也○○心神以血神之情狀爲情狀○○悸則營似弱○○悸而煩又似營氣强○○非註家所謂寒傷營也○○必營氣邪氣兩不干休○○爲最延長時日之柴胡證○○或過經十餘日未解者有之○○或傷寒十三日不解者有之○○以其久鬱之邪○○阻滯營血故也○○小建中湯主之○○中焦受氣○○自爾取汁化赤而爲血○○非徒以血助血○○且更新其專精之血○○出三日解矣○○微論得汗不得汗○○無有不差者○○毋庸以小柴胡湯爲後盾也○○兩豎建中湯與柴胡相後先○○勒住小柴○○起下大柴○○匪但爲柴胡證立法○○凡遇可攻可下諸證○○當以中部爲正鵠也○○

太陽病○○過經十餘日○○反二三下之○○後四五日○○柴胡證

仍在者。先與小柴胡湯。嘔不止。心下急。鬱鬱微煩者。為未解也。與大柴胡湯下之則愈。

十餘日尚太陽病耶。日久必有病衰之時。度亦未解而已。非不解也。書過經十餘日。指行經已過七日之期。餘日多少非所計。過此便如經而行。原無足異。異在麻桂證則自愈。獨柴胡證未了了也。既有太陽柴胡證。自有太陽柴胡湯。與之惟恐後矣。乃反誤會過經作傳經。以為傳入中土庸或不復傳。若兩周天以上之太陽病。必一再傳而未已。傳至再三。故下至再三。遂二三下之思以盡餘邪。孰意下藥已斷柴胡證為兩截。墜落心下之下者半。遺落心下者亦半。宜其二三日沒收柴胡證而不見。後四五日中五之氣建。纔提舉半截之柴胡證。還諸太陽。覺柴胡證不在而仍在者。非證證復回原狀也。就令日與柴胡湯。亦邪無解意。何至是始先與小柴耶。此正操縱柴胡之活法。小柴非必從內轉出外。亦能從外轉入內。非必從下轉升上。亦能從上轉歸下也。蓋惟柴胡湯始逐柴胡證而行。惟柴胡證始避柴胡湯以去。證與證相牽引。而後拍合兩柴胡證爲一證也。胡又嘔不止耶。得毋胃既受邪又卻邪。合柴胡證不得加入耶。非也。因柴胡湯忽然張大其柴胡證。反動胃中之水穀。嘔不盡。故不止也。心下急又似有柴胡證在。豈非與二三下之無異耶。不急變爲急。。胃絡不舒。。刻不容緩故耳。。奈何鬱鬱微煩。。並胃脘之陽。。亦隱忍於心下而不安。。四五日前未有如此之甚也。。謂非小柴胡湯加之厲不得矣。。曰爲未解也。。與柴胡且未解。。更有何湯可解耶。。則其煩之微露也。。若微憾柴胡湯不中與者然。。曰與大柴胡湯下之則愈。。柴胡可小亦可大。。可汗亦可下。。且解且下。。非徒下之比。。而有兩解之奇。。誤下者不能貪大柴之功。。被下者實先受小柴之賜也。。方旨詳註於後。。

大柴胡湯方

柴胡半觔　黃芩三兩　芍藥三兩　半夏半升洗

生薑五兩　枳實四兩炙　大棗十二枚擘

右七味。以水一斗二升。煮取六升。去滓再煎。溫服一升。日三服。

一方用大黃二兩。若不加大黃。恐不爲大柴胡湯也。

此方原有兩法。長沙辨而均用之。

與小柴胡後旣爲未解。偏偏不再與小柴。與大柴胡後旣下之愈。偏偏不先與大柴。小柴何嘗非治嘔治煩。偏偏在服湯後且嘔且煩。大柴何嘗特治嘔治煩。偏偏在服湯後不嘔不煩。看似小柴無效。而後以大柴尾其後也。不知小柴正無效而有效。而後以大柴竟其功也。二方出入不過參甘芍枳四味。小柴參芍仍有加減。實則變換甘枳二味而已。下不下自相去逕庭若是。淺言之。去參甘之甘補。易芍枳之苦泄。似無剩義。特是本方非承氣之比。謂爲本證之下劑則可。謂爲凡證之下劑則不可也。先與小柴。以大柴爲下劑則可。除卻小柴。以大柴爲下劑仍不可也。下文傷寒發熱。汗出不解。心中痞鞕。嘔吐而下利者。大柴胡湯主之。安有下利而重下之之理乎。大柴本非下。對於本條則言下。小柴本是解。對於本條則未解。一柴胡證翻出兩柴胡湯。雖謂大小柴之名。由本節定可也。方下云一方用大黃二兩數語。疑屬後賢補遺。姑存其說。爲強人服大柴者進一解。惟本方當然無大黃。以餘邪全非劇烈。一降則下也。末又云少陽之樞。併於陽明之闔。故用大黃以調胃。類修園語。削之。

傷寒十三日。不解。胸脇滿而嘔。日晡所發潮熱。已而微利。此本柴胡證。下之而不得利。今反利者。知醫以丸藥下之。非其治也。潮熱者實也。先宜小柴胡湯以解外。後以柴胡加芒硝湯主之。

傷寒爲發於陰。六日愈。乃兩度六日。又逾一日。至十三日爲陽日。當無表證。亦無裏證。有外證而已。解矣。卽半在裏半在外亦解矣。無如半裏先在裏。固不解。半外不在外。尤不解也。半裏半外皆在內。其內爲陽明爲少陽。必爲病藤所牽及。非關陽明少陽受邪也。觀其胸脇滿而嘔。胸乃陽明少陽公共地。脇乃少陽私有地。既滿而趨勢在嘔。則陽明較爲吃虧。矧日晡所發潮熱。又爲陽明病所有。少陽病所無乎。宜乎少陽得以苟安。陽明不啻爲太陽任病也。獨是陽明潮熱。爲大便已鞕之端倪。卽不鞕亦與微鞕有間耳。無微利也。若熱時不利。已而微利。利則微而遺則甚。顯與初鞕後溏適相反。一若利溏不利鞕也。假令潮熱大便溏。是彼有彼之柴胡證。非此證之比也。直指之曰此本柴胡證。至今未復回原狀者。因失卻本來之病形。咎在下。就使下之而得利。已將柴胡證截斷其半。況利之而不得。有不沒收太陽柴胡證入陽明乎。可作胸脇滿不去論。可作不大便而嘔論矣。應利不利今反利者。。豈泄下柴胡證哉。。泄利丸藥之變質耳。。知醫以丸藥下之。。反爲餘邪所排泄。。足徵餘邪非受治於丸藥。。非其治而强治之。。釀成其實也必矣。。微利縱非實。。潮熱者實也。。又非承氣證有燥屎之實。。乃柴胡證無燥屎之實。。以其半實半不實。。適成爲半在外半在裏之實也。。曰先宜小柴胡湯以解外。。太陽外證在陽明。。胡以解。。有少陽在。。其樞尚可用。。少陽能行使柴胡雙解兩陽之外也。。曰後以柴胡加芒硝湯主之。。解裏仍不離乎解外。。與大柴胡下之不同論。。上條已過經。。本證未如經。。過經二字闕不書。。是十三日與七日以上無以異。。依然太陽病證不罷之柴胡證也。。末句詳註方後。。

柴胡加芒硝湯方

柴胡二兩六銖柒　半夏二十銖　黃芩一兩　甘草一兩

生薑一兩　人參一兩　大棗四枚　芒硝二兩

右八味。以水四升。煑取二升。去滓加入芒硝。更煑微沸。分温再服。此藥劑之最輕者。以今秤計之。約二兩。。分二服。則一服止一兩耳。

均是小柴加芒硝。。何以先不加而後加耶。。芒硝用以打消柴胡證之實。。非用以打消承氣證之實也。。以柴胡證之本相未易變。。不同丸藥之本質容易變。。柴胡證不因丸藥成燥屎。。丸藥反因柴胡證爲微利。。始則柴胡證無如丸藥何。。畢竟丸藥無如柴胡證何。。其反動力尙能排除丸藥故也。雖然。丸藥非所以治柴胡證。柴胡證亦非所以治丸藥。若柴胡證之邪。復肆行於其間。不啻有兩邪之勢力。非兩湯又不足盡柴胡之長。上條兩柴胡湯作一湯用。本條一柴胡湯分兩湯用。同是變通柴胡湯。而有先後大小輕重之不同。况以他藥妄投之乎。註家不明方旨。徒於等分上較量。末附此藥劑之最輕者數句。又類修園語氣。要其所以輕用之故。皆由其實狀不及柴胡證之半。非故爲避重也。彼欲爲重用湯方者戒。雖不欲沒其一見之長。姑照錄之云爾。

傷寒十三日。不解。過經。譫語者。以有熱也。當以湯下之。若小便利者。大便當鞕。而反下利。脈調和者。

知醫以丸藥下之。。非其治也。。若自下利者。。脈當微厥。。今反和者。。此爲內實也。。調胃承氣湯主之。。

傷寒十三日。。與上條同。。曰不解。。則同而異。。以上條無過經二字。。曰過經。。與過經十餘日同。。既過經。。則七日以前之麻桂證無所遺。。過而不留可知。。仍不解。。是七日以上之柴胡證有所遺。。過而未去可想。。如其在外之柴胡證具。。應有汗出無譫語。。如其在裏之柴胡證具。。則有譫語無汗出。。非必實則譫語也。。以有熱竄入胃中。。殆胃氣不和之譫語也。。在陽明則熱邪未實無下法。。本證非胃家受邪。。下之不爲逆。。下藥與胃氣無牴觸故也。。特不當以大承氣湯下之。。當以大柴胡湯下之

○○除熱與攻實不同論也○○若小便利者○○陽明謂之屎定鞕○○又曰鞕則譫語○○卽非實亦大便當鞕矣○○而反下利○○又非利不止而陷熱也○○旣曰有熱○○是柴胡證之熱不可移○○不過熱邪環繞其大便○○無論下利不下利○○於有熱無加損也○○奇在脈調和○○大都胃調和而後應諸脈○○料無譫語不止之虞○○似下利反便宜於其胃○○熱邪或自有而之無未可知○○何庸濫與大柴乎○○曰知醫以丸藥下之○○丸藥一旦轉移其鞕便○○得更衣則胃氣爲之一暢○○宜其脈調和○○掩却最不和之柴胡證○○醫者非所計也○○市上往往以丸藥媚人者此也○○特斥之曰非其治○○論功雖可倖○○於法無可恕也○○此猶一面下大便○○一面下丸

藥。果胃氣無恙在。柴胡湯儘有轉圜之餘地也。若丸藥不下。而自下利者。胃脈必爲丸藥所壓制。趺陽脈不如經。則少陰不至者厥。厥者短也。短則氣病。醫者焉能辨別微短卽微厥乎。今反和者。厥脈又爲和脈所掩。若輩方且誇張丸藥之不暇矣。豈知人病脈不病。名曰內虛乎。曰此爲內實也。內實更掩蔽其內虛。有丸藥便無穀神。雖困無苦者。此之謂也。和脈固屬假相。內實仍非眞相。其熱不潮。何有於實。其熱果實。何得爲和。不實於熱邪。而實於丸藥。丸藥與熱邪若相得。故不和而反和。胃氣與丸藥不相得。故不調而但和耳。如是則不當以湯下之不待言。祇有胃氣爲後盾。調胃承氣湯主之。丸藥以不下下之。熱邪以不解解之。不獨代行大小柴胡也。並代行小建中也。

太陽病。不解。熱結膀胱。其人如狂。血自下。下者愈。其外不解者。尙未可攻。當先解其外。外解已。但少腹急結者。乃可攻之。宜桃核承氣湯方。

書太陽病。一病而有兩病在。書不解。一不解而有兩不解在。凡有外有裏之柴胡證則然。然使有外半在外。有裏半在裏。亦柴胡證之常。若外證不在太陽署之外。而在太陽署之內。其外且不解。遑問其裏哉。書熱結膀胱。膀胱者太陽之腑也。結膀胱與結太陽何以異。况熱結如未結。非小腹當鞕滿。不能以熱在下焦爲陪客。非按之不痛之小腹滿。不能以冷結膀胱關元爲反陪客。可知熱邪壓抑其氣化。膀胱幾成虛器。太陽亦現狀相。而後熱不見而結亦不見也。獨其人如狂爲血證諦。非借觀其胞中之熱血。徵明其膀胱之熱氣。此外無餘證矣。胞移熱於膀胱則癃溺血。膀胱移熱於胞。有不下血乎。特熱移結不移。故血下而結不下。則下血自下血。熱結自熱結。故不曰下血曰血自下。不曰下血愈曰下者愈也。設續下其結則愈矣。藉非然者。非攻之不能破其結。毋庸瞻顧血泄也。雖然。攻藥非牽及太陽則可。牽及太陽則不可。攻膀胱之邊旁則可。攻膀胱之中心則不可。以膀胱一中空之府。

無摧殘之餘地。。太陽乃本氣之寒。。有連帶之關係也。。正告之曰其外不解者尚未可攻。。不曰外證未解者尚未可攻。。吾益服仲景之心細如髮矣。。其外維何。。毫毛之汗孔曰氣門。。氣門卽其外之稱。。氣門開則其外解。。以其能解外證於氣門之外。。太陽自適當其外之中。。所謂陽密乃固者。。其外固之也。。太陽恃其外爲藩籬者也。。申言之曰當先解其外。。上文先宜小柴胡湯以解外。。本證祇能解其外者。。緣外證爲結熱所持。。勢必其外先解。。斯外亦解。。特且解且已而外未遽解。。故不曰外已解。。亦不曰解外已。。第曰外解已也。。解已云者。。其後不患不解之謂。。庶幾其可以議攻乎。。猶未也。。苟其負固不動○○膀胱非用武之所也○○膀胱無血故也○○注血之處○○其惟少腹乎○○少腹即小腹之兩旁○○膀胱之邊境○○正受邪之旋渦也○○從何而誘邪出境耶○○必膀胱有動機○○纔應在毫毛○○徵論因柴胡湯爲轉移也○○即因下血爲轉移○○未有外解有消息○○而裏熱無消息者○○其不結於膀胱○○但結於少腹也○○可坐而待矣○○又曷云乎急結耶○○正惟其急○○足徵激動其血○○不與氣結○○而但與血結○○方值將結未結之時○○恰合可攻則攻之候也○○反是以思○○未急結而遽攻○○則貽害少腹○○既急結而不攻○○又釀成瘀熱矣○○纔經審慎而出此○○不能因循而不出此○○其熟籌於未攻之先何若乎○○曰宜桃核承氣湯方○○言外尚

有難色也。。方旨詳註於後。。

桃核承氣湯方

桃核五十箇去皮尖　桂枝二兩　大黃四兩　芒硝二兩　甘草二兩炙

右五味。以水七升。煑取二升半。去滓。內芒硝。更上火。微沸。下火。先食。溫服五合。日三服。當微利。

本方與抵當同是對針少腹立方。。彼方因血未下。。小腹鞕滿則下其血。。本方因血自下。。少腹急結則下其結。。設二方調用。。以本方治彼。。不惟血不下。。且助其瘀。。以彼方治此。。不惟結不下。。且敗其血。。毫釐千里矣。。製方固異。。煎法亦異。。服法尤異。。以桃核加入承氣。。

則打消急結○○以桂枝向導諸藥○○並制止外邪○○後內芒硝○○先行柔輭○○重用大黃○○繼以猛進○○上火下火○○義取乎沈○○微沸微利○○免傷乎血○○其無微不至處○○尤在先食○○胃非實而借用承氣○○則無辜受伐○○先食以充其胃○○令藥不留中○○而趨於少腹○○其愛惜胃氣爲何如○○且温服五合日三服○○急結而緩投之○○雖攻亦解矣○○脩園謂服藥在未食之前○○何操觚若是○○獨是本方之妙用○○則聞命矣○○於當先解其外句○○未授方針○○微憾其略○○亟欲敂長沙而問之○○竊謂下文其表不解者不可與白虎○○未有何方解其表也○○渴欲飲水○○便是其表有轉移○○則少腹急結○○又足徵其外有轉移矣○○蓋有太陽在○○

自有膀胱之氣化在。。血下則氣上。。以其入之內氣解其外。。或不藉而解者意中事。。卽長於解外之小柴胡。。亦可降格以解其外。。特不啻爲本方之馬前卒。。未免短馭柴胡。。雖有勞而不著。。毋寧讓功於本方也。。長沙固器重柴胡者也。。

傷寒八九日。。下之。。胸滿。。煩驚。。小便不利。。譫語。。一身盡重。。不可轉側。。柴胡加龍骨牡蠣湯主之。。

傷寒八九日。。正陽明少陽病衰之日。。太陽更無論矣。。卽有依稀之邪。。亦不成柴胡證矣。。似下之無大誤也。。豈知以九牛二虎之藥力。。下虛而無薄之餘邪。。勢必合陽氣邪氣爲一綱。。於是乎胸滿證具。。非滿胸是邪也。。

不滿之處。羈絆太陽陽明少陽以充滿之也。三陽雖脫離其本府。三陽無病形也。惟三陽之府有病形。其中正之官。因頓失少陽。則風火動而煩驚。其州都之官。因頓失太陽。則氣化退而小便不利。其倉廩之官。因頓失陽明。則穀神昏而譫語。凡此皆身以內之形證。而以一身當之。殆重矣乎。誠如其身重也。特非胸邪重壓其身。乃肌肉腠理重墜其皮毛。祇剩一身如虛器。幾無扶病之足言。豈眞無大氣以舉之哉。無如三陽復脫離其本經。盡失主外之權。一重而軀殼盡重者。以沒收輕淸之陽故耳。何以不轉側耶。曰不可轉側。未聞轉側而告人以不可也。不曰不能自轉側。既有自轉側之潛力。又非限於不能。乃委諸不可而不轉。蓋必有遷就之見存。不曰難以轉側。就令舉動非畏其難。一若鑒於輕舉妄動爲不可。毋亦法當不轉側。轉側便違法耶。抑視安放其身爲苦事。故期期以爲不可耶。正惟不苦重而苦滿。轉側則胸滿連於脇。邪氣猶可以寸。陽氣不可以寸也。陽受氣於胸。方且藉胸中之積氣爲保障。兩脇又無安插三陽之餘地。其不可以須人扶掖處。非出自從旁之主見。殆出自陽氣之用情。由其在躬之淸明未喪。故矜持之狀態如繪也。雖然。三陰脈注心注肺亦注胸也。幸八九日以前。三陰受邪之日已過去耳。否則陽退而陰進。將奈何。三陰病亦但見一證便是。不獨柴胡證始然也。是則可駭處在一身盡重。緣全體幾無外衛之陽。易辨處亦一身盡重。以四肢不呈內動之陰也。正惟一身如是。上下尚聯爲一氣。而沈毅堅忍之力猶存。煩而不躁可審也。治之若何。汗吐下溫鍼。皆犯柴胡證罷之逆。仲聖無取也。惟恩威並行。對於三陽如保赤。對於餘邪若懲盜。寓兩解於不解之中。斯解法之最神者歟。柴胡加龍骨牡蠣湯主之句。詳註方後。

柴胡加龍骨牡蠣湯方

半夏二合洗　大棗六枚　柴胡四兩　生薑一兩半

龍骨一兩半　鉛丹一兩半　桂枝一兩半　茯苓一兩

牡蠣一兩半　人參一兩半　大黃二兩

右十一味。以水八升。煑取四升。內大黃。切如碁子。更煑一二沸。去滓。溫服一升。

本方對於胸滿有半夏。。對於煩驚有龍牡鉛丹。。對於小便不利有茯苓。。對於身重不可轉側有柴桂薑棗人參。。另以大黃主譫語。。立方之妙。。意在斯乎。。未也。。龍牡鉛丹三物。。所以保護三陽以出險也。。龍骨乃首出之神。。用以捍衞太陽。。取開太陽之義。。牡蠣象河圖之畫。。用以捍衞少陽。。取轉少陽之義。。鉛丹本鑛土之精。。用以捍衞陽明。。取闔陽明之義。。三物俱是重質。。降之欲其重。。斯升之欲其輕也。。以重物融入柴胡。。旋轉一番。。令三陽先歸根於本腑。。而後各還其本經。。一身遂爲三陽所復有。。柴胡且有舉重若輕之奇效也。。去芩加苓。。依柴胡證法。。加桂不去參。。桂以周一身。。參以培中氣焉已。。最霹靂是加入大黃。。後煑先發。。切如碁子。。則彈丸脫手。。邪無漏網矣。。尤復網開一面。。去甘草之塡壅。。放邪下行。。不留餘孽。。非與大柴去甘同一細密乎。。是攻邪祗大黃一味。。扶正則有十味。。又豈獨不彷行柴胡以解外。。並不取柴胡解其外。。解其外則陽道愈虛。。本條正以柴胡湯實其外也。。何以大柴有枳實無大黃。。本方有大黃無枳實耶。。彼條小柴胡進入一步。。一變爲大柴。。枳實可竟小柴之功。。本條小柴胡退出一步

○○讓功於大黃。○○大黃兼有枳實之力。○○故同是去甘草。○○彼方不欲以甘草留枳實。○○本方不欲以甘草留柴胡。○○尤爲斟酌盡善爾。○○

傷寒。○○腹滿。○○譫語。○○寸口脈浮而緊。○○此肝乘脾也。○○名曰縱。○○刺期門。○○

撇離湯方。○○忽然兩暨鍼法。○○點出肝字脾字肺字。○○看似章法不聯屬矣。○○醫者亦知温鍼便發生柴胡證罷之壞病乎。○○病未壞而以鍼壞之。○○長沙深爲柴胡證惜。○○故特舉柴胡之力所未逮者。○○爲動用温鍼家進一法也。○○書傷寒腹滿。○○柴胡證無腹滿。○○與陽明腹都滿不同論。○○書譫語○○柴胡證罷有譫語。○○與上條譫語不同論。○○以其傷寒無表證。。祇有太陰之腹滿。。陽明之譫語也。。異在趺陽脈如故。。獨寸口脈浮而緊。。脈法浮而緊名曰弦。。弦爲肝脈。。肝木與表邪則相得。。與中土則相失。。故脈象在寸口而不在趺陽。。顯見厥陰肝高壓太陰脾之上。。太陰無中見。。則溼無制而腹滿。。陽明無中見。。則燥無制而譫語。。苟非木勝土負。。何至若此。。曰此肝乘脾也。。乘脾則太陰無開機。。太陽亦無開機矣。。名曰縱。。縱者放也。。肝氣有放而無收。。因脾土無逆尅肝木之權。。故風木之縱如發矢也。。將與小柴乎。。厥陰非少陽之力所能回。。少陽非柴胡之力所能助。。緣少陽之火氣先積弱。。厥陰之風氣愈恃强。。陽樞不轉。。則厥陰不闔故也。。曰刺期門○○期門爲肝募○○本論刺期門者五○○刺肝俞者三○○以肝本藏血○○無害於鍼○○木主疏泄○○尤利用鍼○○刺肝正以補少陽之虛也○○少陽發動○○則表裏解矣○○安用柴胡乎○○

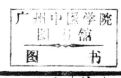

傷寒○○發熱○○嗇嗇惡寒○○大渴欲飲水○○其腹必滿○○自汗出○○小便利○○其病欲解○○此肝乘肺也○○名曰橫○○刺期門○○

由脾及肺○○明指肺脾○○實兼指太陰也○○緣太陽與太陰有密切之關係○○太陽主表○○太陰脾主裏○○太陽主皮毛○○太陰肺亦主皮毛也○○例如傷寒驟發熱○○與已未發熱有異同○○又非必惡寒○○類似中風之嗇嗇惡寒○○且大渴

欲飲水。何居乎又髣髴白虎加人參證乎。曰其腹必滿。白虎證有腹滿無大渴。白虎加人參證有大渴無腹滿。且渴且滿。是飲入非不上輸於脾。卻非上歸於肺可知。尤異在自汗出。水精不布爲微汗。汗自汗而水自水。假令水無去路。必腹滿有加矣。差幸小便利。膀胱之氣化能出水。太陽當活動在毫毛。其汗縱非解病之汗。其病尚屬得汗之病。大都表邪有欲解之機。乃中梗其欲解。寒熱渴飲腹滿如故者又何耶。在皮毛必有開而無合。而後寒熱不已則如彼。在肺金必有合而無開。而後渴飲無饜又如此也。此之謂肝乘肺。非復肝乘脾。夫脾者地道之卑也。乘之其勢順。肺者天道之尊也。。乘之其理逆。。順而乘之名曰縱。。逆而乘之名曰橫。。金不尅木而木反尅之。。此其所以謂之橫也。。要其所以乘肺乘脾之故。。無少陽火氣游行其間耳。。轉移厥陰者少陽也。。厥陰不從標本而從中者也。。曰刺期門。。以心和手柔之鍼法。。更新少陽。。即援助太陽。。比諸柴胡。。事半功倍矣。。兩條仍是過脈語。。非以鍼刺爲能事。。示用鍼之標準。。以起下文火刦之無辜也。。

太陽病二日。。反躁。。反熨其背。。而大汗出。。火熱入胃。。胃中水竭。。躁煩。。必發譫語十餘日。。振慄。。自下利者。。此爲欲解也。。故其汗從腰以下不得汗。。欲小便不得。。反嘔。。欲失溲。。足下惡風。。大便鞕。。小便當數。。而反不數及多。。大便已。。頭卓然而痛。。其人足心必熱。。穀氣下流故也。。

手太陽病發於陽。。二日爲陰日。。假令陽不遇陰。。則煩而已。。何至於躁。。乃反現陰不遇陽而躁者。。其陽何往乎。。蓋手太陽挾邪走足。。反抗其陰。。變爲陰上陽下。。經所謂陰陽相移也。。醫者誤認反躁爲眞躁。。疑其病發於陰。。而陽不助陰。。反熨其背。。欲從陽經處鼓勵其陽。。孰意標陽愈不出現。。而大汗流漓。。火熱乘虛入胃。。胃中之悍氣固竭。。胃中之水液亦竭。。胃竭則經氣不充。。雖行陽而不能復還其陽。。雖行陰而不能復還其陰。。上下之倒置如故也。。於是反躁立變爲眞躁。。無煩立變爲有煩。。其陰陽之失據爲何若。。况火熱猶未干休乎。。必發譫語十餘日。。揚其燄而肆其威。。而火性始遂也。。陰陽其奈之何耶。。惟希望其兩邪不並立。。譫語所謂以賊攻賊者。。如鷹鸇之逐而已。。曹振慄。。顯見在下之外邪。。與在上之火熱。。互相搏擊。。而後有此現象也。。振慄久之而自下利者。。又殃及胃津矣。。雖然。。畢竟雙方失敗。。自然各尋出路。。火熱則欲從下解。。外邪則欲汗解。。此爲欲解也。。所謂病勢衰而自愈者非耶。。其欲解而未遽解之故。。緣手太陽猶在身之下。。足太陽猶在身之上。。下身非陽汗所出。。從何得腰以下之微汗乎。。彼腰以上之汗。。不過爲振慄所迫耳。。非邪從汗解也。。則自下利時。火熱亦非從下解。不待言矣。至是又變易其振慄之狀態。似欲戰不戰者然。覺小便欲自可。而火熱乘之。如小便不得何。不得小便。外邪勢必上衝。動膈而嘔矣。其嘔也。非嘔腰下之邪也。乃火熱被衝而嘔。故曰反嘔也。火邪既泄。而後小便得行。外邪乃從前陰而出。欲失溲者迫不及待之詞。斯時兩邪之勢力始大減。其標陽之知覺於是乎見。曰足下惡風。前此不言惡風者。當躁煩譫語之不暇。何暇惡風乎。曰大便鞕。胃中猶有餘燼也。曰小便當數。言外亦曰小便當多。失溲後則當數。小便不得後則當多也。苟數且多。當下之以存津液。而反不數及多者。則機關全不在二便。而在足與頭。其大便鞕者。正中土運輸水穀之時。非化物不存之候。苟津液有往還。未幾當然大便也。亦非得屎而解也。曰大便已。了卻大便。毋庸較量其小便。獨有加無已者。則頭卓然而痛。若痛從兩足直上者然。升在下之清陽。還本來之病所。纔立愈耳。曰其人足心必熱。而歸美於穀氣下流。設無穀氣以榮周一身。何取乎大便耶。不曰足心溫而曰足心熱。尚未稟冲和之氣也。火力其可畏也夫。

太陽病。中風。以火劫發汗。邪風被火熱。血氣流溢。失其常度。兩陽相熏灼。其身發黃。陽盛則欲衄。陰虛則小便難。陰陽俱虛竭。身體則枯燥。但頭汗出。劑頭而還○○腹滿○○微喘○○口乾咽爛○○或不大便○○久則譫語○○甚者至噦○○手足煩擾○○捻衣摸床○○小便利者○○其人可治○○

上條火熱外邪分兩路○○茲則合爲一路矣○○如尋常太陽病中風○○不過中寒之風耳○○非邪風也○○祇宜解汗○○發汗且太過○○況以火劫發汗乎○○風上加火○○雖正風亦變爲邪風○○邪風被火熱○○則奪汗不已○○繼以奪血○○無可收拾而後已矣○○其血氣由經流溢於絡○○由絡流溢於橫絡孫絡○○失其伏行於分肉之常度也○○又勢所必至○○緣陽火陽邪○○兩相助虐○○熏灼於經隧之中○○凡血色澹滲之處○○一律變爲火色○○身膚發黃○○已屬奪血之明徵○○

又況兩陽追逐衞氣。。速猝何啻幾倍。。行陽必亢陽。。行陰必傷陰。。陽盛則見證在欲衄。。陰虛則影响於小便難。。馴至陰陽俱虛竭。。將水穀精華。。幾成灰燼。。身體枯燥。。黃且焦矣。。剩有維繫陰陽之汗液。。亦一發無餘。。但頭汗出。。劑頸而還。。其汗止有此數而已。。於是地氣當升而不升則腹滿。。天氣欲降而不降則微喘。。飲水而等於無水則口乾。。食穀而難以下穀則咽爛。。縱略進水穀。。如杯水車薪。。救汗救血。。惟恐不贍。。尚能推出腐穢耶。。或不大便。。積儲有限可知。。久則譫語。。甚者至噦。。糟粕不行又可知。。手足煩擾。。撚衣摸床。。顯係穀神不到於四末。。頓失諸陽之知覺更可知。。差幸陰陽未至於立亡○○陰陽之養料則殆盡矣○○曰小便利者其人可治○○以其人游部之火氣猶存在○○而後決瀆之令行○○吾知固有之火○○必久持於外來之火也○○以火遠火○○視乎其人○○故不曰其病可治○○曰其人可治○○苟非其人○○何堪設想○○始悟仲師不立方之微旨○○一切苦寒涼散之劑○○皆鞭長莫及○○於十一條火劫諸證○○僅出三方○○全無清火之品○○看似因循○○實則細玩上條穀氣二字○○惟有糜粥自養爲第一義○○其餘藥石補救○○皆屬後圖○○敢進一解曰○○見火休治火○○火盡則滅○○嘗見野處鄉愚○○動行火劫○○在得慶生還者○○無非藉賴水穀○○則小便利三字○○正若輩之活命符○○不然○○吾爲此懼○○

傷寒。脈浮。醫以火迫劫之。亡陽。必驚狂。起卧不安者。桂枝去芍藥加蜀漆牡蠣龍骨救逆湯主之。

傷寒爲發於陰。本陰在標陽之表。標陽在本陰之裏。相維相繫。助陰拒邪。而後有脈浮之佳象也。可發汗。無如醫以火迫劫之。就令表寒隨徹。而太陽之標陽。爲火力所窮追。已不知去向。故曰亡陽。亡乃逃亡之謂。逃亡入內。非飛越出外也。又單指亡太陽之標陽。非兼指亡少陰之心陽也。彼驚狂雖震動心陽之極點。而所以震動之者。乃標陽直奔心坎。爲萬急之乞援。遂將驚狂之狀態。印入心中。變爲心神上之且驚且狂耳。惟不安乃君主之用情。其起也不能偕標陽以出外。。既不忍視其顛連。。其臥也不能偕標陽以下交手臂。。又不忍棄其依附。。在病者或不自知其所以然。。其感通之理則如是也。。曰起臥不安者。。特繪出神明不適之情狀。。以見其立方之體會入微也。。桂枝去芍藥加蜀漆牡蠣龍骨救逆湯主之句。。詳註方後。。

桂枝去芍藥加蜀漆龍骨牡蠣救逆湯方

桂枝三兩去皮 甘草二兩炙 生薑三兩切 牡蠣五兩 龍骨四兩 大棗十二枚擘 蜀漆四兩洗去腥

右爲末。以水一斗二升。先煑蜀漆。減二升。內諸藥。煑取三升。去滓。溫服一升。

桂枝原方。。維繫太陽之陽也。。其原動力是溫。。其反動力是開。。桂枝去芍。。提升太陽之陽也。。特去其原動力之閫。。祇取其反動力之開。。下後脈促胸滿者主之。。非爲亡陽設也。。如眞亡陽於外。。何獨不能去芍。。桂枝加附猶恐不及。。上文重發汗。。復加燒鍼者。。明明主四逆矣。。燒鍼與火刦何異。。曷嘗與薑附有牴觸耶。。本條無重發汗三字。。又烏得竟行薑附耶。。金匱驚悸門本方條下。。但曰火邪者耳。。亦不言汗也。。焉有無汗之亡陽證哉。。正惟其不飛越於外。。而喪失於內。。故特書亡陽。。以定火迫刦之罪案。。非定火刦發汗之罪案也。。汗多則急迫其陽。。迎之以歸。。當主四逆。。無汗則護送其陽。。掖之以出。。當用救逆。。以標陽不守其手太陽之陽位。。

便是亡。便是逆也。如之何不仿行桂枝去芍。以開太陽乎。加入龍牡。固取其鎮怯。而龍則有首出太陽之義在。牡又有劃一少陽之義在也。何爲兼顧少陽耶。蓋驚動君火。未有不驚動其相火者。况少陽從本。因火而化。鎮之所以潛移其火氣之浮動。少陽主樞。其力能轉。護之所以利用其火氣之游行。立方則以牡佐龍。主證則以龍佐牡。龍牡牡龍。無軒輊也。再加蜀漆。則挾方寸之武力。辟易羣邪。藥力所到之處。如神聖不可侵犯。其安內攘外之功。詎在霸才下乎。試觀瘧多寒者名牡瘧。瘧訓虐。寒邪虐害君主。以蜀漆散散之。仍與重鎮之品。相輔而行。本方亦未而後賚寓散於湯。則宣陽之意。從可識矣。

形作傷寒。其脈不弦緊而弱。弱者必渴。被火者必譫語。弱者發熱。脈浮。解之。當汗出愈。

本篇中風是太陽之標陽。中寒之風。傷寒是太陽之本陰。傷寒之寒。有太陽在。而後有御邪之勢力。受邪之知覺也。其表面上之形。不過烘託太陽之膚郭耳。何居乎太陽全不出現。徒以虛形作應敵之帥耶。形作傷寒。與不偶傷寒何以異。彼太陽之薄弱。尚待言哉。其脈不緊而弱。已在意中。設不緊而弦弱。猶有少陽之助力也。乃不弦緊而弱。是不獨不見太陽之緊脈。並不見少陽之弦脈矣。此殆人類中之弱者歟。其所以致弱之由。或禀賦偶偏。或伏氣在前。或大病差後。凡此不一而足。要其津液不藏。則氣化不充。是一大原因。少冒寒邪。便表寒裏熱。其渴也必不能免。遑敢火劫之乎。被火者必譫語。裏熱立變爲裏實。一切苦寒攻下之品。不能擲作孤注矣。幸其渴能消水。惟有仰賴水穀。爲生機之續。飲入於胃。游溢久之。庶太陽有浴日之觀也。書弱者發熱。豈非如枯木萌芽之異數哉。其脈又轉弱爲浮。始可與言治法耳。曰解之。不曰發之。發之則傷汗。毋寧改行解外法也。曰當汗出愈。非易視之詞。因其汗從火劫中來。故慨乎言之。獨解之二字無着落。一若虛懸一柴胡湯以俟來

者○○竊謂脈浮弱而不遲○○尢非食穀者嚱○○儘有薄與小柴之餘地○○立方則守其法○○不立方則師其意○○醫聖其或許我乎○○

太陽病○○以火熏之○○不得汗○○其人必躁○○到經不解○○必清血○○名爲火邪○○

太陽病發於陰○○本無汗之表證○○乃用火熏之以取汗○○熏之云者○○火熱猶未着其身也○○似不比火劫之深入○○孰意寒邪與本陰○○又領受火熱而歸於足○○反抗其手太陽○○劃然陽上陰下○○與上文太陽病二日節反比例○○彼條是陰陽移易其上下位○○本條是陰陽隔斷其上下位○○彼條腰以下不得汗○○是陰不得陽汗○○本條上下不得汗

是陰不榮陽。不得陰化無陽汗。陽不榮陰。不得陽化無陰汗。曰其人必躁。何以不曰躁煩耶。彼條兩邪分擾其上下。陰陽均受敵。故躁煩。本條兩邪合擾其下部。陰分尤吃虧。故必躁。然猶望其經盡之期。表解而躁自止也。不謂足太陽未到經。則爲兩邪所牽掣而被鬱於皮毛。足太陽已到經。又爲兩邪所纏擾。而並竄於經隧。曰到經。即太陽歸經之互詞。正賴經血爲涵濡。曰不解。即兩邪深入之機會。反藉經血爲護符。（是以清血）蓋邪入血中。其血立熱。無異鹽着水中。其水立鹹。血敗而圊。又勢所必至。於是即血即邪。即邪即火。合同而化。名爲火邪。滌之不得。驅之無及。

亦無從乞靈於草木。。仍須仰賴水穀。。徐以俟其火邪之自滅也。。悲夫。。

脈浮。。熱甚。。反灸之。。此爲實。。實以虛治。。因火而動。。必咽燥唾血。。

上言衄血清血。。凡被火者類皆有虛無實矣。。醫者亦知有反虛爲實乎。。如脈浮發熱。。其爲中風陽浮可知。。熱而至甚。。其兼有久鬱之熱。。趁勢呈露又可知。。倘因其熱甚神昏而反灸之。。則火熱相搏。。爲無形之固結。。不實亦實矣。。然使由藥石致實。。必儼然有物填塞其中。。猶有攻下之例也。。此之爲實則不然。。以火煆煉而成實。。火祇有氣而無質。。方其迫熱入裏。。如轟雷走電。。所劫皆空。則實處便是虛處。苟知其虛。必不治其實。若不從其實而反觀之。遽行瀉實法。無殊以虛治虛。即正治而收效適得其反。是猶焚山得木。所拾者燼餘耳。非木也。然猶謂除其實未始不殺其熱也。豈知熱雖不動。卻因火而動。其動必熾。移實於咽。則咽燥。移實於血。則唾血。此之謂愈虛愈實。不能謂不實自然不虛也。必仗水穀之靈。調和一番。不虛而後不實也。攻實云乎哉。

微數之脈。慎不可灸。因火爲邪。則爲煩逆。追虛逐實。血散脈中。火氣雖微。內攻有力。焦骨傷筋。血難復也。

脈不顯則微。。脈有熱則數。。數以微見。。熱在深處矣。。叮嚀之曰愼不可灸。。恐深處之熱爲內應也。。苟悍然灸之。。則熱應如響。。爲火導線。。是之謂因火爲邪。。不獨名爲火邪已也。。名熱邪爲火邪。。不過熱邪帶火耳。。本證熱則微而火則甚。。因以火邪作熱邪。。與感受在地之火邪無以異。。獨是熱病皆傷寒之類。。未有曰火病皆傷寒之類也。。故太陽祇有中熱無中火。。以地火蟄藏於寒水之中。。從未與人相接觸也。。若火邪代行其火氣。。則凡奉上之地氣。。無非灰燼之遺。。豈必如咽喉不利之火逆上氣哉。。不爲火逆爲煩逆。。就令與灸上有間。。勿謂內攻之無力也。。灸之者亦知其脈路已變爲火路乎。。夫脈有陰陽。。有經血。。陰陽虛者也。。無形之氣化也。。經血實者也。。有形之營衛也。。無如火力無虛不追。。無實不逐。。追虛則紊其陰陽。。逐實則薄其經血。。由脈道追逐以直達筋骨。。其快捷不啻如弩箭離弦。。試問脈中之血。。能有幾斗乎。。火攻則血散。。血散則脈斷。。脈斷則火有入路而無出路。。申言之曰火氣雖微。。內攻有力。。必窮至無隙可攻之地而後已。。警告之曰焦骨傷筋。。血難復也。。血中之火不復燃。。筋骨之火必復燃。。蓋經血有更新。。筋骨無更新。。以過而不留之血。。復筋骨固難。。筋骨有留而不過之火。。復經血尤難。。緣焦傷之處。。爲脈路所必經。。將日受餘火之殃而不覺。。亦終其身於微數之脈而已。。如廢而莫舉何。。此比上文又甚一層。。
總爲鍼灸家下砭語也。。
脈浮。。宜以汗解。。用火灸之。。邪無從出。。因火而盛。。病從腰以下必重而痹。。名火逆也。。欲自解者。。必當先煩。。乃有汗而解。。何以知之。。脈浮。。故知汗出解也。。
書脈浮。。括陽浮陰弱言之也。。屬外證。。宜以其外出之汗解外邪。。最適用者莫如桂。。乃用火灸之。。致太陽一開不復闔。。外邪反入不能出。。其邪遂脫離太陽之陽。。獨牽掣太陽之陰。。陰不得有汗。。是陽道無出路。。則邪無從出。。於是陰弱立變爲陰盛。。非因陽衰而陰盛。。乃因火而盛。。必火衰而病始衰也。。病勢方盛。。則腰以下悉爲病所矣。。曰病從腰以下必重而痺。。素問痺在於骨則重。。腎主骨。。胡又殃及足少陰乎。。其順逆之機當如此。。脈浮則邪以出爲順。。以入爲逆。。灸之則火以入爲順。。以出爲逆。。邪不自逆而强逆之。。咎在火。。火不應順而强順之。。咎不在邪。。實非邪逆。。名火逆也。。似涉少陰。。實在陽也。。不曰未欲解。。殆欲解也。。然不以藥解之。。反聽其欲自解者又何耶。。蓋不能討取太陽之汗以爲之解。。亦不敢强責少陰之汗以代爲之解也。。如欲自解時。。必俟心液洋溢。。心陽怒發。。大有不耐其邪。。不樂有邪之意。。當先煩乃有汗出而解。。此又陽盛於陰之煩。。蓋心火表示其煩。。是之謂以火勝火。。豈非全賴少陰之樞力。間接以解之乎。設難之曰何以知之。曰脈浮。浮而被火。則不獨太陽之陽浮。必全個太陽盡浮。腰以下不復爲太陽所有。從何得陰弱之汗乎。故知汗出非太陽之汗。乃少陰之汗。少陰不得有汗而有汗。乃有汗三字。殊非快語也。假令脈不浮。太陽之標陽已薄弱。能乞援於中見之君火乎。其故不在必先煩。而在欲自解。非盡人必煩必解也。羨其生有自來之脈與人殊。始歎其劫而復回之汗爲獨異也。然而逆矣。

燒鍼令其汗。鍼處被寒。核起而赤者。必發奔豚。氣從少腹上衝心者。灸其核上各一壯。與桂枝加桂湯。更加

桂二両○○

燒鍼令其汗○○其汗不愛惜○○遑愛惜其太陽哉○○其汗乃維繫太陽之資料○○點滴皆從心坎中來也○○烏可以酷烈手段迫令之耶○○勿因令汗不得○○視爲尋常○○而腦後置之也○○醫者曾返顧其鍼處否乎○○倘鍼處被寒○○禍變立至矣○○夫寒本水也○○其色黑○○鍼是火也○○其色赤○○勿因鍼處赤而不黑○○辯曰無寒○○以爲鍼痕之未過○○又漠不關心也○○正惟寒色不見○○其邪乃深中要害○○激射太陽之寒水○○恐有奔豚之怪現象也○○證據處全在核起而赤○○然豈指核爲豚哉○○核自核而豚自豚○○豚爲水畜○○奔之云者○○水花亂湧之代詞耳○○何以不曰水上衝○○而

曰氣上衝乎。是氣也。乃太陽之本之寒氣。涵接膀胱者也。無如彼鍼鋒之激刺。已拔之出毫毛。彼寒芒之摧撼。又推之入膀胱。且追之逐之。越少腹。凌心下。既墜諸淵。復懸諸崖。令其無隙可避。如豕突噴氣。故曰奔豚。故曰氣從少腹上衝心也。此不過形容太陽之本寒。而太陽之標熱。猶未知下落也。慘哉鍼處。醫者亦知核起為何物乎。太陽之陽浮。故核起。太陽之熱露。故色赤也。蓋寒邪從鍼口一路入。外寒逐太陽之本寒。氣上衝心則如彼。火熱從鍼口一路出。外熱奪太陽之標熱。核起而赤又如此也。危乎危乎。以布滿周身之巨陽。縮小若覆巢之卵。設赤變為黑。

核轉爲平。。則標陽已歸無何有之鄉矣。。是急莫急於回陽。。回陽卽所以鎭陰。。陰陽相匹耦。。如艾豭之定婁豬。。何狂奔之於有。。雖然。。用藥則緩不濟急。。用火又一誤難再。。非神明莫測之仲聖。。誰敢下此辣手乎。。以火得禍者。。使之因火爲福。。灸其核上每穴各一壯。。鞭策標陽。。由火線直接其本陰。。而後提升太陽以達皮毛。。遣散寒邪以出鍼處。。用火固神。。製方尤妙。。與桂枝加桂湯。。更加桂二兩。。詳註方後。。

桂枝加桂湯方

桂枝五兩　芍藥三兩　生薑三兩　甘草二兩

大棗十二枚　牡桂二兩

右六味。以水七升。煑取三升。去滓。温服一升。

本方非用以鎮壓奔豚。治奔豚之餘波耳。葢灸其核各一壯。已將奔豚打消。無上衝之暴悍。設未灸而遽與此湯。是繼燒鍼而加之厲。不獨不生效力。並速標陽之亡。上文脈浮自汗出節。反以桂枝以攻其表。可爲前車矣。桂枝湯且攻表。况加桂乎。况更加桂乎。緣奔豚是陰寒之內攻。核起是標陽之外奪。若以武力直擣少腹。無標陽以帥之。徒合桂枝與陰寒格不相入。祇有反抗而已。惟提囘太陽之陽。掐合太陽之陰。一火雖微。駟馬莫當。交通太陽在乎灸。卽爲驅寒之先聲者。亦在此一灸也。然則本方可緩與乎。又非也。

寒邪尚在膀胱。鼓盪其水。太陽猶在少腹。對壘其邪。苟氣化不行。風潮仍未盡息也。是桂枝爲大可用。獨是桂枝原方。則闔力多而開力少。桂枝去芍。又治標陽而遺本陰。二方均用不着。莫妙於桂枝加桂。卽增桂令汗出之義。必汗出而後氣化行。氣化行而後太陽出以衛外。太陽出而後餘邪從鹹處去也。本草稱牡桂能通神者此也。何以更加桂耶。亦卽加附參其間之義。參加附爲亡陽。更加桂欲通陽也。何以金匱條下有桂枝加桂湯。無更加桂二兩耶。金匱有發汗後三字。本證未有如彼證之虛。加桂已令汗出矣。更加則慮重傷其心液。金匱有上至字無上衝字。彼證未有如本證之劇。。加桂已達下焦矣。。更加又慮重擾其心陽。。故金匱無更加也。。本方提出牡桂二字者。。心爲牡臟。。特厚集牡桂之力以治心。。恐鍼汗之時。。汗射入心。。恐氣衝之時。。氣動其心。。故聲明更加桂。。與金匱示區別。。另提加牡桂。。與原湯示區別也。。脩園謂桂五兩已加二兩。。坊刻本牡桂二兩。。附諸傳疑之例。。姑錄存參。。元御則斷爲但桂五兩無牡桂。。孰是二說。。原文更加桂二兩句。。有何着落乎。。

火逆。。下之。。因燒鍼。。煩躁者。。桂枝甘草龍骨牡蠣湯主之。。

上條先燒鍼。。後灸核。。是以火治火。。不可一而反可再也。。本條先火逆。。後燒鍼。。是火上加火。。一誤又犯再誤矣。。况於兩誤之中。。兼犯誤下乎。。書火逆。。卽上文邪無從出。。因火而盛之省文。。彼條從上逆於下。。故腰下重而痹。。本條從表逆於裏。。必胃裏似乎實。。而後毅然下之也。。其爲實以虛治。。在下之者眼光所未及矣。。下之非不可以攻下其邪也。。特邪下而火不下。。胃津愈竭。。則汗液愈無。。火勢因而愈動。。無奈其邪與火不能辨認。。祇知取汗。。復行燒鍼。。鍼之又非不可以强責其汗也。。特汗出而陽則入。。與上文以火迫亡陽同一慘劇。。彼條脫離火燄。。奔入心坎。。故驚狂。。本條不獨不能脫離火燄。。且火逆在前。。燒鍼在後。。交迫於兩火之間

○○內焉不克求救於心陽○○外焉不能出現於身表○○欲不亡而不得○○雖欲亡而不得○○煩莫煩於此矣○○況下之時其陰已傷○○不復從陽○○陰陽兩不相遇○○烏得不煩而且躁哉○○醫者於此○○將毋謂舍卻寒涼之劑○○火勢斷難撲滅矣乎○○夫與火宣戰○○而欲保全其陽○○恐其陽已灰矣○○惟救標陽於兩火之中○○使之冒火而出○○載以重鎮之品○○令火氣寂然而不能動○○乃爲精義入神之治法也○○

桂枝甘草龍骨牡蠣湯主之句○○詳註方後○○

桂枝甘草龍骨牡蠣湯方

桂枝一兩　甘草二兩　牡蠣二兩　龍骨二兩

右爲末○以水五升○煑取二升半○去滓○温服八合○

日三服。

龍牡非清火也。。能鎮火耳。。本草並稱其治驚。。二物俱得天地之靜機。。乃陰陽之互根。。不爲外物所撓。。故能航海梯山。。殊無障礙。。用以鎮攝龍雷之火。。以靜制動。。舍龍牡無以易矣。。被火亦與雷火同論。。故火刦三方。。兩見龍牡。。要其不離桂甘者。。不獨潛消火燄。。並保護太陽之陽。。從險中出險。。與上文桂枝甘草湯方。。同一手眼。。彼條未經火刦。。故獨主桂甘。。本條兩重火刦。。故佐以龍牡耳。。亦與上條救逆湯方。。同一手眼。。彼證火邪交迫。。震動心陽。。當行救逆。。本證邪已先下。。故去薑棗。。心非不安。。故去蜀漆。。斟酌盡善而後立方

○○益見治火之難○○非可苟焉已也○○

太陽傷寒者○○加溫鍼○○必驚也○○

本條驟讀之○○不過諄諄垂戒之語耳○○何以不但曰傷寒○○而曰太陽傷寒耶○○且曰太陽傷寒者○○者字有何興味耶○○仲師正爲用鍼者僅注意在寒邪○○而不注意在太陽○○設認得太陽爲病主○○寒邪爲病客○○未有不先審太陽之何在○○而後下此辣手也○○大書曰太陽傷寒者○○亟欲舉太陽之眞相以示人○○無如昧昧者未之見也○○得毋言外亦曰太陽中風者耶○○又非也○○太陽中風庸可鍼○○獨太陽傷寒不可鍼○○下文婦人中風刺期門○○婦人傷寒不刺期門可知也○○桂枝證是中風○○麻黃證是傷寒○○上文

桂枝條下有刺風池風府。麻黄條下無刺風池風府又可知也。何以上文肝乘脾明是傷寒。肝乘肺明是傷寒。一則曰刺期門。再則曰刺期門耶。正惟肝募而後可以刺。故以上兩節爲前提。太陽傷寒不能刺。特以本節爲後戒也。醫者亦知傷寒中風之别乎。中風發於陽。外陽而内陰。鍼鋒從陽及陰。陰本氣於寒。與温鍼尚無牴觸也。傷寒發於陰。表陰而裏陽。鍼鋒從陰及陽。陽受氣於熱。與温鍼無不牴觸也。且傷寒其陽靜。靜者動之。故必驚也。上兩條不言驚者。因標陽方動耳。雖然。即非傷寒。就令中風。亦豈以温鍼爲常哉。初服桂枝湯節。婦人中風節。僅兩見而已。他如太陽與少陽併病。。刺肺俞肝俞。。亦僅兩見。。欲作再經鍼足陽明。。陽明病下血刺期門。。又僅兩見。。此外以灸核上爲創舉。。未易以金鍼渡人也。。夫陽明刺之僅少差。。倘無柴胡證在其後。。將奈何。。少陽溫鍼爲壞病。。若罷柴胡證在其先。。更奈何。。又如少陰可刺者一。。而灸之者三。。厥陰無可刺。。而灸之亦三。。太陰無刺又無灸也。。蓋不得已而後用火。。以三陰之陽氣尤微故也。。上不云乎火氣雖微。。內攻有力乎。。不獨鍼灸爲然。。彼凡誤汗誤下誤吐者。。無非以驅邪爲目的。。不知何物是太陽。。不知何人是太陽傷寒者。。其人之太陽且不認識。。遑問識三陰三陽哉。。舉太陽傷寒以爲例。。固爲燒鍼家當頭一捧。亦補以前之所未盡。而特加以危詞。爲平脈辨證者示彀率也。太陽爲六經之統。玩太陽傷寒者五字。可以貫徹全章矣。讀者其三復首句乎。

太陽病。當惡寒發熱。今自汗出。不惡寒發熱。關上脈細數者。以醫吐之過也。一二日吐之者。腹中饑。口不能食。三四日吐之者。不喜糜粥。欲食冷食。朝食暮吐。以醫吐之所致也。此爲小逆。

太陽傷寒病。必惡寒。亦發熱。爲作汗不得故寒熱。愈寒熱而仍不得汗者恒有之。未有作汗已得而絕不惡寒發熱者也。不寒不熱之汗。是直自汗出而已。非邪從汗解也。然前非自汗而今始自汗。又不得謂非其邪已去也。。殆從別路以出者歟。。如從表出。。陰陽脈必微。。胡爲關上脈獨細數乎。。以陰陽俱緊之脈。。陰變爲細。。陽變爲數。。而細不及尺。。數不及寸。。是全個太陽移入於胃上口。。太陽不在表。。烏得有寒熱。。固表無太陽。。烏得不自汗出乎。。正告之曰以醫吐之過也。。吐邪雖有微勞。。其化機已窒矣。。非過而何。。特吐亦有先後之殊。。苟一二日吐之者。。其邪猶在胸之上。。不過反動胃氣而腹中饑。。不利咽喉而口不能食耳。。若在三四日吐之者。。三日三陽爲盡。。三陰當受邪。。吐之雖不留邪。。而太陽祗剩一陽。。其應爲少陽。。太陽便變作少陽之嗜好。。與食氣互爲消長矣。。蓋少陽卽少火。。食氣卽壯火。不喜糜粥。壯火之氣衰也。欲食冷食。少火之氣壯也。畢竟陽盡而陰乘。故朝食暮吐。設非暮吐。柴胡又中與矣。惜其以醫吐之所致。穀氣未充。少陽無所禀承。小柴亦未聽用。此爲小逆。必俟其進糜粥而不吐。而後可轉樞外出也。此又廻應上文之柴胡證。隱示人以斟酌用柴胡也。

太陽病。吐之。但太陽病。當惡寒。今反不惡寒。不欲近衣者。此爲吐之內煩也。

一節兩書太陽病。何太陽之病之多乎。看似首句纔是太陽病。但太陽病二句。不過復述上句之詞。特以吐後之惡寒不惡寒。定太陽之病不病耳。非病之又病也

○○夫使不惡寒○○又非不欲近衣○○則太陽誠不病○○否則不欲近衣○○間有惡寒○○亦與未吐以前之太陽病無甚異○○無如其祇有不惡寒○○不欲近衣○○是與無病之太陽異○○與有病之太陽亦異○○緣太陽有陰亦有陽○○太陽無病則知熱知寒○○有病則惡寒發熱○○熱乃太陽之陽之本色○○寒乃太陽之陰之本色也○○今反不惡寒○○雖有寒亦不惡○○是無本陰之知覺○○不欲近衣○○雖有熱亦不發○○仍無標陽之勢力○○太陽病乎○○抑不病乎○○復書太陽病者○○恐人認作同是未吐之太陽病○○以爲不惡寒爲邪將化熱○○或重吐之○○或且汗之下之也○○又恐人以爲邪從吐出○○便無太陽病○○而自詡其功也○○玩但字○○蓋云但太

陽有病當如是○○但太陽無病又不當如是○○一字含有兩義○○乃釋之曰以吐之內煩也○○非單指心煩○○指太陽被吐藥牽率入內○○不能出以衛外○○太陽內鬱之煩也○○內煩便是太陽煩○○卽上條小逆無非太陽逆○○兩條同是未吐一太陽病○○既吐又一太陽病○○病在不惡寒發熱也○○不然○○柴胡證曷嘗非喜嘔心煩○○所異者往來寒熱耳○○是誤吐後僅有柴胡證之影子○○未有柴胡證之實際○○久之由煩而熱○○庸有用柴之一日○○此仲師所以不出方乎○○

病人脈數爲熱○○當消穀引食○○而反吐者○○此以發汗○○令陽氣微○○膈氣虛○○脈乃數也○○數爲客熱○○不能消穀○○以

胃中虛冷。故吐也。

書病人。無太陽之足稱矣。書脈數爲熱。脈法固自如是。曰當消穀引食。有是脈當有是證也。而反吐者。非吐之而反吐。則數脈便有疑點。與上條關上脈細數之數有別矣。彼證脈數是主熱。此證脈數是客熱。彼證陽氣入於胃膈。故欲食冷食。此證陽氣散於皮毛。則無欲食冷食。彼以誤吐令陽氣鬱。此以發汗令陽氣微。陽氣與膈氣有相因之關係。陽氣通於膈。膈氣長於陽。陽氣微則膈氣虛。理固然也。非不現微虛之脈。特爲數脈所掩。其知者謂之乃微虛之數。不知者謂之不微虛也。乃數脈而已。蓋惟熱而後數。不過其熱非在地之火。不能生溼土。而爲溼土所生。如燐火之旋聚而旋散。如石火之旋光而旋滅。自無而之有。祗可謂之客熱。不同鼎釜之下之薪火。有熟腐水穀之能力也。直是胃中虛冷之熱。井烟無異耳。與食入不相投。烏得而勿吐乎。文面是解釋反吐之所以然。實示人以辨熱之標準。識熱而後識陽氣。識陽氣而後識太陽之標陽。與金匱詞同而意異。金匱爲嘔吐而發。故多出其方以治吐。本條爲客熱而發。特留其方以治熱。金匱嘔而發熱主小柴。發熱與客熱懸絕天淵。又可爲本條對勘耳。

太陽病。過經十餘日。心下温温欲吐。而胸中痛。大便反溏。。腹微滿。。鬱鬱微煩。。先此若自極吐下者。。可與調胃承氣湯。。若不爾者。。不可與。。但欲嘔。。胸中痛。。微溏。。此非柴胡證。。以嘔。。故知極吐下也。。

太陽病過經十餘日。。上文大小柴胡湯條下。。已揭明矣。。外邪過去太陽之境界。。將入陽明之境界。。太陽業已歸經。。當然不受邪。。特未知陽明受邪抑不受邪耳。。邪到心下與胸中。。正陽明所轄之部屬也。。心下溫溫欲吐。。是餘邪蒸動胃中之水穀。。顯與陽明爭地利矣。。畢竟陽明有拒邪之勢力。。令外邪退出胸中。。激刺其胸而胸中痛。。無如水穀被動之後。。不能久留。。大便反溏。。亦少受損失之一端。。且佔染多少餘邪。。移入於腹而微滿

○○致令陽明怫鬱○○而莫奈之何○○鬱鬱微煩○○不受邪而不得○○欲受邪而不甘○○是又以愛惜陽明爲要義○○寧勿愛惜水穀○○惟有抑强以扶弱○○訴諸承氣湯而已○○雖然○○凡用承氣○○不能以現在論也○○先此若自極吐下者○○在温温欲吐之後○○鬱鬱微煩之前○○自動其水穀之悍氣○○爲極端之搏擊○○不得於汗○○毋寧吐○○不得於吐○○毋寧下○○欲卻邪於無聲無臭之中○○是陽明非眞薄弱○○當時就與調胃承氣湯○○餘邪以不調調之○○可無後患○○若不爾者○○先此未實驗陽明之何若○○勿造次與藥也○○彼但欲嘔○○安知非邪盛難制乎○○彼胸中痛○○安知非嘔傷胸氣乎○○彼微溏○○安知非邪陷中氣乎○○曰此非柴胡證

。。以其先無正邪分爭之消息。。雖欲嘔與欲吐同。。胸痛同。。微溏同。。異在無充分證據也。。果是柴胡證。。即嘔不止且與大柴胡。。况其但欲嘔乎。。獨是纔說與承氣也。。就令柴胡證仍在。。亦過去矣。。何以不曰此非承氣證耶。。不知舉柴胡以例承氣。。柴胡證實上下文之關鍵。。不獨本節爲然也。。上文多是先此非柴胡證。。後此乃是柴胡證。。下文多是先此是柴胡證。。後此始非柴胡證。。凡應攻應下之證。。多半藏過柴胡證在前。。而後攻邪而不傷正也。。陽明篇得病二三日脈弱。。無太陽柴胡證句。。又再露眞詮矣。。欲得柴胡之實際。。最簡單者莫如一極字。。蓋從温温字鬱鬱字曲繪而出。。嘔而非極。。雖嘔亦非柴胡證○○自極而吐○○卽不下亦是柴胡證○○補下字○○因上文言吐不言下○○曰極吐下○○針對但欲嘔○○末二句是兩相比較之詞○○以嘔則不由其不欲嘔○○與喜嘔有異同○○與欲吐有異同○○然無論嘔也吐也○○苟胃脘之陽先自餒○○便非由吐下之極思所迫而形○○故知極吐下云者○○非不由自主之但吐但下○○乃自極吐自極下之柴胡證始然也○○先此之柴胡證是○○則後此承氣證亦是○○若泥看其嘔○○以爲但見一證爲已足○○豈知一證不是○○又餘證皆非乎○○

太陽六七日○○表證仍在○○脈微而沉○○反不結胸○○其人發狂者○○以熱在下焦○○小腹當鞕滿○○小便自利者○○下血乃

愈。。所以然者。。以太陽隨經。。瘀熱在裏故也。。抵當湯主之。。

書太陽。。闕病字。。與上眞武湯證書法同。。彼條太陽病狀陡然變。。本條太陽病勢倏然沈。。無殊以假相受病也。。彼證不具論。。本證六七日則太陽已輕棄其一身之表而不顧。。曰表證仍在者。。不過太陽遺落之表證。。非表邪遺落之表病也。。緣脈沈非病在表。。假令沈而微。。邪氣沈。。宜陽氣微。。若微而沈。。是陽氣先微而後沈。。表邪則沈而不微。。太陽不沈亦沈矣。。卽沈或獨見於關上。。就使寸未浮。。關沈而欲作結胸者庸有之。。奈何其反不結胸。。顯見其人之脈與人殊。。必其人之病爲特異。。

書其人發狂○○其病非狂其人狂○○狂病下虛上實○○非上實下虛胡以狂○○以熱在下焦○○脈神苦濁○○故不狂其病而狂其人○○毋亦熱結膀胱之如狂者耶○○下焦屬膀胱耳○○非膀胱即下焦也○○膀胱結未有云鞕滿者○○亦未有膀胱不鞕滿而小腹鞕滿者○○然則熱在小腹耶○○小腹熱亦滿而已○○何至於鞕○○結胸證明明曰陽氣內陷○○心下因鞕矣○○鞕不在心下而在小腹○○吾得而斷之曰表邪在下焦○○太陽在小腹○○尚有遁情哉○○獨是鞕可矣○○胡鞕滿耶○○又非鞕而滿也○○鞕而滿是鞕與滿不相得○○其滿在瘀○○鞕滿是鞕與滿不相失○○其滿在血○○有血以保障其鞕○○雖不當鞕滿○○亦作當鞕滿論○○特未知有礙其小便

否耳。。假令小便不利。。又有瘀無血矣。。血與溺皆其人所自有。。如其小便自利者。。爲有血也。。亦有瘀也。。瘀在後而血在前。。不同熱結膀胱爲血在後部。。能血自下也。。彼證曰下者愈。。本證曰下血乃愈。。胡不愛惜其血若是。。彼證先解其外始言攻。。本證不解其表先言下。。胡急圖其下焦又若是。。金匱熱在下焦則尿血。。瘀熱非不趨於前。。胡不因勢以利導其小便耶。。本證又無尿血之虞也。。蓋有所以然者在。。以太陽爲熱邪所窮追。。遂脫離故步。。隨經血爲漂流。。與營衛隨行無以異。。其護送太陽之血則不熱。。相隨而至於小腹。。其尾追太陽之血則瘀熱。。相迫而至於胞門。。直揭之曰瘀熱在裏。。下焦小腹未爲裏之盡也○○殆指胞裏而言○○小腹位居下焦○○胞門亦位居下焦也○○熱邪兼併下焦○○僅有小腹爲太陽之末路○○故以小腹下焦爲界限也○○萬不能放鬆者○○恐胞移熱於膀胱則癃溺血○○小便利乎哉○○一旦津液亡而氣化窒○○太陽不可問矣○○安得不極力抵禦乎○○抵當湯主之句○○詳註方後○○

抵當湯方

水蛭三十箇熬　虻蟲三十箇熬去翅　桃仁二十箇去皮尖　大黃三兩酒浸

右四味○剉如麻豆○以水五升○煑取三升○去滓○溫服一升○不下○再服○

桃核承氣○○則幾經審愼而後行○○主用本方○○何果決若

是。。且以抵當命方。。已聞而生怖矣。。況四味純是破瘀藥乎。。蓋抵當云者。。非服後有一場劇戰也。。劇戰則其血玄黃矣。。太陽正賴有經血爲衞從。。無如熱瘀幾相追而來。。經血莫之能禦者。。特嚴陣以禦之。。而竊守於攻。。令瘀熱不能入膀胱一步。。故曰抵當也。。緣太陽避邪遠引。。隨經所至。。不啻爲逐浪之魚。。表邪又從而尾之。。太陽則以水府爲依歸。。到膀胱而後止。。表邪則以血海爲依歸。。未到膀胱而先止。。故已注小腹之血不受邪。。未注小腹之血已受邪。。經血均無兩全之地。。寧犧牲其血以下之。。未爲失也。。稍緩須臾。。將小腹失陷矣。。何以不借用桃核承氣耶。。彼方志在破結。。本方正欲其結○○恐瘀熱汜濫○○不能網盡○○特用水蛭蝱蟲以聚血○○水蛭聚血底之瘀○○蝱蟲聚血面之瘀○○復假手於桃仁大黃○○以爲之將○○觀其剉如麻豆○○斷續其瘀與血○○如珠顆相逐○○又何物不可以抵當乎○○不曰下瘀乃愈者○○必下血其瘀始盡耳○○方下無先食二字又何居○○本方無甘草○○入胃則過而不留○○非叅用承氣之比○○何取食氣以爲之梗乎○○

太陽病○○身黃○○脈沉結○○少腹鞕○○小便不利者○○爲無血也○○小便自利○○其人如狂者○○血證諦也○○抵當湯主之○○

上條少腹不鞕小腹鞕○○抵當湯不牽動太陽也○○本證小腹不鞕少腹鞕○○明明太陽在少腹○○如之何其亦主抵當

耶。。且鞕而非滿。。血不滿固無血可下。。瘀不滿豈非枉下其血耶。。吾謂少腹滿勿信爲經血之有餘。。少腹不滿勿疑爲瘀熱之有限。。以太陽非隨經。。經血不爲其後盾。。有血不滿者亦其常。。熱邪則隨經。。經血必爲之斷梗。。有瘀不滿者亦其常。。假令身不黃。。更茫無端倪矣。。書身黃。。又書脈沈結。。不曰沈而結。。合兩脈爲一脈。。看似太陽之沈。。與熱邪之結。。滚作一團。。則半爲陽氣鞕。。半爲邪氣鞕。。未可知也。。金匱諸黃無少腹鞕三字。。惟小便不利皆發黃。。則黃家之通例也。。獨不可以例本證也。。黃家小便不利爲有瘀。。後部之血無問題。。本證小便不利爲無血。。後部之瘀無問題。。黃家得小便利則黃去滿亦減。。前部之瘀無存在。。本證小便自利又黃不去而鞕亦不減。。後部之瘀猶存在。。誠以其人非眞發黃。。乃如發狂。。卻與熱結膀胱相髣髴。。彼證血自下。。血不敵瘀固如狂。。本證血不下。。血與瘀敵亦如狂。。故雖小便利似非大有造於其人。。豈知血與瘀先分其涇渭。。而後其人不類熱流膀胱之發黃。。亦不類熱結膀胱之不黃。。則其小便自利也。。不啻其人善自爲計。。始不中熱邪之計也。。勿謂有血不見血。。無血證以示人。。蓋有血證之諦以示人。。一若箇中確有血神在。。留守於胞門之畔界。。呵護其太陽。。特以州都之官爲通諜。。小便遂從少腹內帶信息而出。。此其所以謂之諦也。。抵當湯主之。。以其入前部之血。。抵當後部之瘀。。又黃從大便去。。不復從小便去。。遂舉一身之表還諸太陽。。用藥之神固莫測。。其不脫及少腹之鞕是眞詮。。吾又謂諦字直點抵當湯之睛矣。。

傷寒。。有熱。。少腹滿。。應小便不利。。今反利者。。爲有血也。。當下之。。不可餘藥。。宜抵當丸。。

上條少腹鞕且不滿。。況不鞕乎。。小腹鞕滿少腹且不滿。。況小腹非鞕滿乎。。除卻傷寒有熱。。少腹未易突然滿也。。就令傷寒有熱。。熱邪非必滿少腹也。。惟小便不利爲瘀熱在裏之明徵。。血海滿故少腹滿。。小腹遂爲少腹所包圍。。壓膀胱之境。。氣化必予奪。。小便應難望其利。。今反利者。。豈非瘀證諦翻成血證諦哉。。上條血證諦又無滿狀也。。本條瘀證諦又非脈沈結也。。且其人非狂。。與無熱等。。其身不黃。。與無瘀等。。是本證之諦尤茫昧。。得毋少腹不鞕則下藥無瞻顧。。可不問其血之有無耶。。曰爲有血也。。認有熱爲有血。。分明血釀成熱。。然則血海盡人可以蠡測耶。。吾謂滿處非盡熱。。有熱有不熱。。熱處纔是瘀。。有瘀有不瘀。。一部分作兩邊看。。一邊有瘀爲無血。。一邊有血爲無瘀。。瘀與血并。。故迫而爲滿。。膀胱則近血不近瘀。。乃能轉移不應利之小便反得利也。。何以不曰反小便自利耶。。瘀熱在前非在後。。前部實無自利之權。。幸而小便反利者。。頗有少數未熱之血○○間隔其瘀耳○○假令血自下○○小便又反不利矣○○勿亟亟以犧牲其血○○與不甚愛惜之血不同論也○○曰當下之○○下法窮而後法愈工○○當立法外之法以下瘀○○不可令藥氣之有餘○○恐餘於瘀熱界綫之外也○○蓋餘藥則瘀未下而血先下故也○○惟變湯爲丸○○庶幾藥無旁濫矣○○末句詳註於後○○

抵當丸方

水蛭二十箇熬　蝱蟲二十五箇熬去翅　桃仁二十箇去皮尖　大黃二兩酒浸

右四味杵○分爲四丸○以水一升○煑一丸○取七合○服之○晬時當下血○若不下者更服○

上兩條何以主湯不主丸耶○○一則太陽隨六經繞折而盡

於小腹。。一則太陽由本經旁落而陷於少腹。。保障太陽者血。。壅遏太陽者亦血。。雖非經血沈太陽。。經血究難升太陽也。。故寧割愛其血。。曰下血乃愈。。方下又曰不下再服。。移時卽再服矣。。本方則曰若不下者更服。。晬時纔更服也。。彼方三升服一升。。僅餘二升。。本方四丸煑一丸。。則餘三丸矣。。註家誤會不可餘藥句。。謂盡數服之而不遺。。何以不仿大陷胸丸法。。取如彈丸一枚乎。。可知餘藥云者。。乃湯與丸之比較。。藥氣多餘便無餘。。不若留有餘於未盡。。故易爲丸之緩。。不行湯之蕩耳。。晬時當下裹瘀之血而出。。與丸藥滾作一團。。良由推愛惜太陽之心以愛血。。非愛少腹也。。緣少腹之爲地無多○○不過小腹兩旁之夾輔○○小腹不滿少腹滿○○血有限可知○○敢餘藥以奪血乎○○此與金匱產婦下瘀血湯同一手眼○○彼證祇頓服一丸無更服○○對於新血尤加意○○以產後未聞有小便自利○○亦無反利二字○○則一丸已足也○○獨是經水不利下主抵當○○又從何尋出血證諦耶○○彼非經水不來也○○血不排瘀耳○○猶乎陽明兩見抵當證○○都以大便爲前提○○與少腹小腹皆無涉○○吾又知上條諦字從鞕字滿字生出○○先示人以鞕之諦○○滿之諦○○起下文結胸痞證諸鞕字○○諸滿字也○○

太陽病○○小便利者○○以飲水多○○必心下悸○○小便少者○○必苦裏急也○○

讀至此節。。句句卻是閒文。。不過飲水多者然耳。。飲水多亦謂之太陽病耶。。如曰有病。。欲得飲水而小便不利者有之。。五苓散條下是也。。心下悸小便不利者有之。。柴胡湯條下是也。。小便既利。。飲水何傷。。多飲亦不見其多。。心悸亦刻期不悸矣。。若小便少而裏急。。不過少些耳。。依然利也。。多飲以利之。。何裏急之有耶。。且條下無消渴字。。何得爲飲水多耶。。無必喘字。。於何見得其飲水多耶。。是本節之太陽病爲特異。。當會通其言外之旨矣。。彼飲多非從升斗上較量。。視夫其人之消水不消水。。苟運輪停滯。。則飲入無非領病之媒。。雖飲少亦作多飲論也。。曰小便利者。。非水能利之。。乃寒邪逐水

○○下趨而利○○曰必心下悸○○非水能悸之○○乃水氣抗邪○○反動而悸耳○○不然○○苟因水而利○○愈飲水則愈利矣○○何至有小便少乎○○利不利權在小便而不在氣化○○非膀胱之自利也○○假令自利○○必今日小便不加多○○明日小便不加少也○○若忽而小便少○○是多水不能爲小便之續○○又從何道以去水乎○○曰必苦裏急也○○小便未及半○○而氣化已纇○○宜其苦在氣化○○而急在膀胱○○覺膀胱之旁○○少腹未嘗急○○膀胱之前○○小腹亦不急○○獨急肸印八胞門之裏○○故不曰膀胱急曰裏急○○膀胱者胞之室也○○何以熱結膀胱反少腹急結耶○○寒水之腑○○頗能任熱○○且彼證未明言小便少也○○本證直是水結膀胱耳○○

此其所以異於熱結也○○水結胡又不滿耶○○裏急當然滿○○特滿在裏○○不在外○○乃水證諦○○不同血證諦也○○豈非無血耶○○此又水與血分清其涇渭○○後部有血旣無水○○則前部有水便無血○○有血故小便不利今反利○○前部因而滿○○有水則小便雖利畢竟少○○前部不至滿○○血沈則陽氣沈○○不獨滿而且鞕○○水浮則諸氣浮○○不獨浮而且急○○要之有水無損於太陽○○病欲解則小便自然多○○悸與急不須治○○有血祇能護太陽○○病未解縱小便日以利○○滿與鞕必須治也○○舉水以襯血○○意不在水也○○欲人考鏡抵當證○○並考鏡桃核承氣證也○○

讀過傷寒論卷五太陽篇豁解終

張仲景傷寒論原文

讀過傷寒論卷六

新會陳伯壇英畦著
男 萬駒 受業 鄧義琴 林清珊 仝校

太陽篇豁解

問曰。病有結胸臟結。其狀何如。答曰。按之痛。寸脈浮。關脈沉。名結胸也。

問結胸臟結。問詞似分兩證也。乃先答結胸。未答臟結。何必俟其再問而後答之耶。彼非問結胸結臟也。問結胸連帶臟亦結也。未嘗曰有結胸有臟結。曰病有結胸臟結。是結胸則臟無不結。結胸證所爲劇且大也。曰其狀何如。問其狀在胸抑不在胸也。答曰按之痛。不曰胸中痛。非按胸而痛。按痛處痛也。結在胸而狀不在胸。即上文邪高痛下之謂也。設不結胸則嘔矣。不嘔則結胸矣。何以寸脈不沈耶。陽微結而後脈沈。純陰結亦脈沈。答詞非所論於陽結陰結。陽浮故寸浮。特因結胸之故。截斷其下膈之陽。上膈之陰。陽別則陰亦別。故寸浮異於沈。關沈異於浮。何以尺不沈耶。又是脈沈不得爲少陰。乃陽氣內陷之沈。三陽惟太陽獨陷。陽明少陽不與之俱陷。故寸脈僅存陽明少陽之浮。顯出太陽之沈也。如是則胸不通氣於臟。關以上爲獨陽。臟不通氣於胸。關以下爲孤陰。臟結不過如結胸狀。結胸直是有臟結狀矣。臟結無陽證。結胸不能無陰證矣。不名曰結胸臟結者。別乎眞臟結而言。。故名曰結胸也。。言外則曰非止結胸云爾也。。

何謂臟結。。答曰。。如結胸狀。。飲食如故。。時時下利。。寸脈浮。。關脈小細沉緊。。名曰臟結。。舌上白胎滑者難治。。臟結無陽證。。不往來寒熱。。其人反靜。。舌上胎滑者。。不可攻也。。

問何謂臟結。。是單問臟結。。欲尋結胸之陪客也。。答曰如結胸狀。。豈非將臟結之狀。。印入結胸乎。。上條是結胸臟結。。本條是臟結結胸矣。。認結胸作臟結。。必因循不敢攻。。是禍結胸。。認臟結作結胸。。必造次敢攻。。是死臟結。。如之何能無千里之謬哉。。申言之曰飲食如故。。臟結習為故常。。飲食亦習為故常。。非新得結狀可知。曰時時下利。下文明言不大便五六日主陷胸。且利止纔作結胸耳。無下利之結胸證也。時時似不結。而結狀如故。其臟之倖生者在此。其臟可立死者亦在此矣。以彼非從結胸而來。尚有一線之通路。飲食上得幾分之水穀。以養臟氣。與氣口未至斷絕。蓋氣口獨爲五臟主也。下利時亦出幾分之腐穢。以泄濁陰。與魄門未至斷絕。蓋魄門亦爲五臟使也。且寸脈浮。看似陽氣猶存在。無如關脈小細沉緊。少陽之小脈上不至於寸。則陽樞無從轉。少陰之細脈下不及於尺。則陰樞無從轉。雖沉緊不得爲少陰。抑亦陽不成陽。陰不成陰矣。是與結胸證之臟結。僅差毫釐。名曰臟結

○○不曰臟結結胸○○亦分別言之耳○○獨是臟結下利○○水穀過於不留○○畢竟凶兆○○緣六腑之傳化也易○○則五臟之存精也難○○如其舌上白胎滑者○○白則無穀色○○滑則無精氣○○粒食悉化爲寒燗○○即上工亦云難治○○經所謂治五臟者○○半生半死是也○○倘斤斤以求治○○豈一切柴桂之屬可中與乎○○棘手處在臟結無陽證○○不往來寒熱故也○○就令得三陽之病○○亦無中見之化○○可悟其寸浮非浮爲在外之比○○乃陽不往而陰不來○○故寸脈獨浮○○其得三陰病無陽化○○更不待言矣○○曰其人反靜○○純陰無陽○○法當躁○○反靜者○○非陽入之陰者靜也○○其入陰臟結無他病○○特靜而幾於寂○○臟陰餒而無力者在此○○

臟陰延而未盡者又在此也。彼舌上仍足以惑人。勿謂舌上未白為非寒。勿謂舌上胎滑爲有熱。戒之曰不可攻也。恐人以結胸例臟結。則攻之罪。言外以臟結例結胸。又不攻之罪。上條引起本條。本條引起以下各條也。

病發於陽。而反下之。熱入。因作結胸。病發於陰。而反下之。因作痞。所以成結胸者。以下之太早故也。結胸者項亦強。如柔痓狀。下之則和。宜大陷胸丸方。

病有本非結胸而反結胸者。則作結胸之原因。咎在誤下。例如病發於太陽之標陽。得中風之外證。當然胸不結。乃舍桂枝不與而反下之。牽邪入胸。邪入即熱入。并於陽則熱也。因而結胸證具。非邪正互結也。熱邪不陷因而結。陽氣內陷因而鞕。攻其結毋犯其鞕。此陷胸與瀉心。所爲界限嚴明也。申辨猶在下文。姑與痞證並舉。例如病發於太陽之本陰。得傷寒之表證。當然不作痞。乃舍麻黃不與而反下之。同是熱入。特并於陰則寒。往往寒入而後熱。化熱仍帶寒。省寒字熱字。則邪入在言外。曰因作痞。陰邪親下。故痞在心下。痞亦結也。無如廣明之地。變爲晦盲之字。形容陽氣之閉塞故曰痞。沒收太陽於心下曰痞鞕。條分亦在下文。大抵痞有痞之所以然。不盡關於發於陰。外證未除亦有痞。結胸有結胸之所以然。不盡關於發於陽。表證未解亦有結。惟速成其痞狀結狀者。除反下之故無別故。若徒咎痞證之誤下。而對於結胸。轉恨下之之不早。是又未知所以成結胸者。以下之太早故也。恐結胸久之。反游移不敢下者多矣。單揭之曰結胸者項亦强。非指凡結胸者皆項强。緣本條來勢太驟。寔將太陽之標陽。折斷而入。陽折陰亦折。故項强如柔痙狀。柔痙屬陽。故不曰剛痙也。亟語之曰下之則和。既責其下之早。轉慮夫下之遲。前此之下則不和。後此之下則和。其何以服醫者心理乎。不知結胸舍下法無二法。不同痞證僅一證之可下。特爲繫鈴解鈴之舉。正保全病人之生命。與醫者之令名也。。宜大陷胸丸方句。。詳註方後。。

大陷胸丸方

大黃半斤　葶藶熬半升　芒硝半升　杏仁半升去皮尖熬黑

右四味。擣篩二味。納杏仁芒硝。合研如脂。和散。取如彈丸一枚。別擣甘遂末一錢匕。白蜜二合。水二升。煑取一升。溫頓服之。一宿乃下。如不下。更服。取下爲效。禁如藥法。

本丸方單爲卒然結胸。。如柔痙狀而設。。故寓丸於湯。。取緩以制急耳。。異在不仿抵當丸法。。將原湯爲丸。。加入葶杏。。則大有深義。。緣柔痙項背反張。。肺葉必隨之而反張。。肺被胸邪所偪。。且爲項背所持。。其無覆下之能力。已可想見。故借重葶藶之瀉。杏仁之利。撥轉其肺。必肺轉而後柔痙轉。肺降而後胸邪降也。妙將大黃葶藶聯同一氣。搗篩成散。取散布之義。內杏仁芒硝。復聯爲一氣。合研如脂。取團聚之義。先煮葶杏以去其滑。別搗甘遂以盡其長。水蜜合煮以止其沸。一丸而湯散兼施。溫頓服之。猶且一宿乃下。何陷胸之難乎。設不陷胸。是謂地氣不雲。天氣不雨。陰陽斷梗。六腑從何受五臟之濁氣乎。曰不下更服。取下爲效。恐過此欲下而不能。豈眞戕賊其胸哉。陷胸者其名。開胸者其實也。

結胸證。其脈浮大者。不可下。下之則死。

書結胸證。以其非結胸臟結也。設兼臟結。脈必寸浮關沉。乃其脈浮大。不知者或方喜其非小細沉緊。與臟結併去懸絕。下之可無顧慮矣。孰意下後尤慘不忍言乎。蓋臟結非不可攻。單臟結而狀如結胸。則不可攻。結胸當然可下。單結胸而狀非臟結。又不可下也。下者下其邪耳。非下其正也。下其邪之浮。即升其正之沉。寸關之所以一浮一沉者。壓力與拒力。悉敵使然耳。邪在上而正在下。外邪之標熱。以胸上爲根據。太陽之標熱。以心下爲憑依。上壓下拒。胸臟俱結。胸能任邪。臟能護正。而後可用倒壁推墻之猛劑也。惜非然者。浮則爲風。大則爲虛。邪浮正亦浮。

臟虛胸必虛。。下之勢必正邪並陷。。臟腑亦與之俱陷。。草木寧非白刃乎。。警告之曰下之則死。。當下而下則和。。不當下而下則死。。可勿慎歟。。

結胸證悉具。。煩躁者亦死。。

結胸證悉具。。不曰脈證悉具。。非寸浮關沉可知。。特結胸證多端。。安有證證悉具耶。。蓋謂其既有大陷胸丸之一證。。復有大陷胸湯之一證。。丸湯介於兩可。。故曰悉具也。。況其有結胸之病情乎。。夫陽入之陰者靜。。彼熱入非陽入乎。。陽入非陷於無何有之鄉。。心下正太陰之部分。。太陰維繫太陽。。宜乎其靜。。奈何不靜而躁。。不止躁而煩。。是陰陽相遇如不相遇。。不獨結胸臟結。。直是結胸臟絕矣。陽絕死陰故煩。死陰絕陽故躁也。設非結胸。誰死之乎。不能不痛恨於下之太早也。下條煩躁在陽氣未陷之前。結胸生則煩躁未死。本證煩躁在陽氣既陷之後。就令結胸不死。而煩躁亦死。畢竟結胸死煩躁。非煩躁死結胸也。

太陽病。脉浮而動數。浮則爲風。數則爲熱。動則爲痛。數則爲虛。頭痛。發熱。微盜汗出。而反惡寒者。表未解也。醫反下之。動數變遲。膈內拒痛。胃中空虛。客氣動膈。短氣。煩躁。心中懊憹。陽氣內陷。心下因鞕。則爲結胸。大陷胸湯主之。若不結胸。但頭汗出。餘處無汗。劑頸而還。小便不利。身必發黃也。

上言按之痛。脈寸浮關沉。不過結胸已成之脈證耳。彼未下以前之脈證爲何若。既下以後之脈證又何若。醫者曾討論及之乎。如太陽發於陽病。脈當陽浮而陰弱。乃陽脈見而陰脈不見。浮爲陽。動亦陽。數亦陽。浮則標陽之感觸在風。數則標陽之趨勢在熱。動則標陽之吃虧在痛。皆孤陽獨盛之象。盛者衰之機。必客勝主負而後已。勿徒訝其數則爲熱也。須知其數則爲虛也。設或非虛。必見發於陽之四證。胡爲頭痛發熱。外證有其二。不汗自出而微盜汗出。不惡風而反惡寒。外證又缺其二乎。顯係標陽之獨力不支。則開而反闔。而後開目無汗。合目有汗。汗前不惡寒。汗後始惡寒。明是中風之外證。無異傷寒之表證。故不曰外未解。曰表未解也。醫反下之。下邪乎哉。其邪僅落於胸部。尚在陽界。其陽則落在於膈部。幾及陰界矣。烏得不動數變遲。陽脈成陰乎。就令標陽不甘讓步。鼓其餘勇。從內拒邪。不過其痛在下耳。如壓力何。然使胃中有水穀之精氣爲保障。陽氣猶未至於陷也。乃下藥空虛其倉廩。致自無而之有之客氣。主持其胃。一旦動膈而上。勢必與結胸之邪。出同一氣。下文從心下至少腹鞕滿而痛者。客氣引之也。客氣間斷其呼吸則短氣。客氣隔絕其陰陽則煩躁。客氣沈其痛於膈內。則心中懊憹。看似不言痛。無如內拒之力已疲。上言按之痛者此也。吾無以名之。名之曰陽氣內陷。不下陷而內陷。隤落於方寸之隙而已。孰意其陽氣欲殭乎。於是一變其短氣煩躁懊憹之狀態。爲寂然不動之獃相。而心下因鞕。不曰胸中因鞕。轉曰則爲結胸。鞕在此而結在彼。明乎賊巢在胸。胸可攻。而心下萬不可攻也。大陷胸湯主之。何至賊及陽氣乎。然亦間有陽氣旋陷而旋舉者。則結胸不成。特書曰若不結胸。必胃中不虛。無客氣以爲之梗。其標陽得領水穀之悍氣。衝鋒而出。故但頭汗出。手太陽從手走頭也。曷爲餘處無汗。劑頸而還耶。此又與陽明發黃相髣髴。蓋汗生於穀。穀氣護送太陽者半。。追逐餘邪者亦半。。穀與邪相薄。。則熱流膀胱而應在毫毛。。徵諸小便不利。。若非黃從小便去。。將邪無去路矣。。斷曰身必發黃。。精氣幾一發而無餘。。一身又非太陽所有。。安得不布滿穀色乎。。本論自有治黃之法。。與結胸無涉。。以彼胸陽初布。。苟與陷胸。。又立斃矣。。此非撇開結胸。。特借作陪筆。。以反襯結胸也。。方旨另詳於後。。

大陷胸湯方

大黃六兩去皮　芒硝一升　甘遂一錢七分

右三味。以水六升。先煮大黃。取二升。去滓。納芒硝。煮一兩沸。內甘遂末。溫服一升。得快利。止後服。

本方不過以甘遂嚮導硝黃。其傾倒胸中之邪。直如水銀瀉地。於胸膈無絲毫損傷。玩得快利三字。大有平原走馬之觀。方意何等興會。顧以陷胸名方者。指實外邪之所在地耳。非欲墟其胸也。言外便見胸可陷而陽不可陷。寧以胸次爲戰線。徹開其胸。乃能透出太陽之標陽。不獨太陽然。卽三陽往復之機。亦下胸貫膈以溝通其消息。而後從手走頭。從頭走足也。不獨三陽然。卽三陰之從足走腹。從臟走手。膈內爲周行之路。胸際卽停驛之場。是結胸則三陰三陽俱中斷。結胸臟亦結。上文故有結胸臟結之問也。獨是辨證之難。若以爲胸脇心下。皆布滿外邪。則誤矣。須三復陽氣内陷四字。以邪高痛下爲標準。結處是邪。而鞕處是正。陷其結實和柔其鞕。明夫此。而後可抵掌而談聖道爾。

傷寒六七日。結胸。熱實。脉沉而緊。心下痛。按之石鞕者。大陷胸湯主之。

病發於陽。設非誤下。何至結胸。病發於陰。即非誤下。仍有結胸也。傷寒即發於陰也。陰進而陽退。特陰短於陽。六日當愈。若不愈而至七日。陽氣愈退而愈縮。邪氣必一步逼緊一步。釀成結胸者有之。然使寒實結胸。則實力尚柔。儘有拒邪之餘地也。乃不爲寒實爲熱實。。是脫化其陰而成陽。。以方盛之陽邪。。壓抑就衰之陽氣。。何待客氣動膈而上。。客熱始貫膈而下乎。。惟望脈不沈。。拒力稍爲活動。。即沈而非緊。。壓力略爲放鬆。。就令心下痛亦微痛耳。。奈何脈沈而緊。。變見熱實若寒實。。熱不浮而反沈。。轉移陽脈爲陰脈。。陽不緩而反緊。。宜其無拒痛之能力。。轉從隱曲中逼出其痛。。故但曰心下痛。。不曰胸中痛。。痛不可移矣。。遑敢按之乎。。特不能不按之者。。緣鞕處匪石而石鞕。。一若捫之有棱者然。。亟欲手援陽氣者。。矜其溺而未拯也。。何以本證獨劇耶。。爲無因而結胸者加倍寫法。。大抵陽氣不攻而自陷。。必餘邪之搆陷日以深。。按之以體察其病形。。何異墜諸淵而加之石。。縱諸壑而繫以犢乎。。即石鞕可徵明實邪之强鞕。。則太陽之無告。。大可悲矣。。大陷胸湯主之。。先此能免下之早。。過此又難免下之遲矣。。醫者其注意在傷寒六七日之頃乎。。

傷寒十餘日。。熱結在裏。。復往來寒熱者。。與大柴胡湯。。但結胸。。無大熱者。。此爲水結在胸脇也。。但頭微汗出者。。大陷胸湯主之。。

傷寒十餘日。。未經發汗。。致寒邪化熱。。表證入裏者。。所在多有矣。。書熱結在裏。。渴證諦也。。或如下條舌上燥而渴。。欲飲水者亦其常。。水不勝熱。。則熱結水亦結。。熱不勝水。。就令熱不寒。。而水仍寒。。以其寒熱既罷

○○復往來寒熱者○○髣髴有裏復有表○○未始非藉水氣爲轉移也○○得毋不結胸○○但結脇○○如柴胡證之正邪分爭耶○○胡不與小柴胡湯以解外○○祇與大柴湯以解裏耶○○吾疑大柴胡徒與水氣爭功○○反爲結胸之助也○○書但結胸○○湯藥結之耶○○抑枉行大柴○○於結胸無加損耶○○玩但字○○吾始悟熱邪在胸非在脇○○柴胡不中與之○○曰無大熱者○○吾益悟熱結應熱反無熱○○水結雖熱無大熱○○在胸之水○○受氣於熱○○在脇之水○○本氣於寒○○寒水與熱水相激戰○○故明明柴胡證不復作○○猶復往來寒熱○○特申言之曰○○此爲水結在胸脇也○○言外則曰此非柴胡證○○寒熱不過水氣露其端倪○○結胸不露端倪也○○不與

大柴胡湯果何若。心下有陽氣在。有注水之心渦在。苟遽行大陷胸以決其水。勢必溺其陽。緣結胸證無頭汗出。沒收微陽於心下故也。若但頭微汗又何若。金匱病水汗出自當愈。上文明言頭汗不結胸。豈非柴胡已竟全功哉。曰大陷胸湯主之。主陷胸固出人意外。先與大柴尤不可思議功德。邪在上則柴胡抑之使下。令在胸之水不能揚。正在下則柴胡提之使上。令在脇之水爲之引。轉運一番。當頭纔有陽微之覩也。不書心下鞕三字。陽氣在上不在下可見矣。何所顧忌行陷胸乎。立方與上文恰相對。上文邪高於正固陷胸。本條正高於邪亦陷胸。上文頭汗不復行陷胸。本條頭汗正宜主陷胸。。上文但陷胸中之邪。。本條兼陷胸脇之水。。不獨陷胸證具。。柴胡證不具之具。。因熱一口道破其結胸。。小柴胡卻用不着。。因結胸一眼看破其水結。。大陷胸仍未用得着。。吾謂仲聖不啻從胸脇裏面剖驗過來。。

太陽病。。重發汗。。而復下之。。不大便五六日。。舌上燥而渴。。日晡所小有潮熱。。從心下至少腹鞕滿而痛。。不可近者。。大陷胸湯主之。。

上文有結胸證纔行陷胸耳。。本條無結胸二字。。何以亦主陷胸耶。。不知不結之結。。惑人尤甚也。。如太陽發於陰病。。固當發汗。。無如其不以輕手發汗。。而以重手發

汗。汗出無裨於太陽。且不利於陽明。穀氣不足以供
也。乃復蹈誤下覆轍。既陷太陽於心下。更傾覆陽明
於心下之下。從心下落於少腹之旁。與夕陽西下無以
異。觀其不大便五六日。化物不傳。則中土不治。陽
明非大居正可知。蓋汗下倒亂陽明之標本。其本燥僅
薄於舌上。直接胸中之熱。故燥而渴。其標陽僅王於
日晡所。間接胸中之熱。故小有潮熱。看似陽明病證
之小。孰意其太陽病證之大乎。看似陽明病當然不結
胸。孰意其太陽病則爲結胸乎。誠以陽明篇內有心下
鞕無結胸。即心中懊憹。亦明言不結胸也。若借陽明
證鏡出太陽病。其結狀更莫可端倪矣。不書結胸者。

欲人對於不結胸證共信其結胸。自能對於結胸證不疑其不結胸也。緣結胸非畢露其眞形。大都從下互勘而始見。乃曰從心下至少腹鞕滿而痛。顯屬太陽陽明相連之苦狀。足陽明支脈起於胃口。下循腹裏至氣街。氣街鞕則少腹滿。鞕痛滿亦痛。遂覺從心下一路至少腹。渾是鞕而痛。滿而痛。勿謂與大陷胸湯證無涉也。當以柴胡證爲張本。痛下必邪高使之然。言痛不言嘔。必邪結使之然。認定心下有形之鞕。對觀胸中無形之結。結處勝故實而不痛。鞕處負故滿而且痛耳。況下後尤有客氣加之厲乎。不可近又何以故。此殆陽明惡人之狀態。且兩陽相依是并於陽。近之非陽明所樂受。。與按之痛情異而病同。。並未說明其近之則痛劇也。。其結狀究何若。。燥甚則裂。。破碎其邪。。燥結痛或碎而不圓。。熱結當是圓而不碎。。要其壓抑陽氣則一也。。大陷胸湯主之。。提升陽明固效大。。拯救太陽尤效大。。至此始盡陷胸之長。。名爲陷也。。大而和者也。。

小結胸病。。正在心下。。按之則痛。。脈浮滑者。。小陷胸湯主之。。

首二句似相矛盾也。。既結胸矣。。胡在心下耶。。且在心下矣。。尚結胸耶。。結胸明曰病。。心下明曰在。。不過心下不結耳。。其自胸至膈。。則大有邪在也。。何得謂小耶。。吾謂結胸而胸不言滿。。非結盡其胸也。。在心下而心下亦不言滿。。非盡在心下也。。小結胸不必問其正不正。。不結之處。。儘多餘地也。。在心下當問其正不正。。邪在之旁。。恐無隙地也。。玩小字。。差幸邪氣之留餘。。玩正字。。可見陽氣之旁落矣。。夫以小邪而居正以自大。。如入主心下者然。。就令結狀不爲已甚。。而上焉陽氣不敢出其右。。下焉邪氣未嘗虛其左。。徒令陽氣僅厠於其旁。。得見容於方寸之側。。豈邪正可兩立哉。。邪氣半結半不結。。故陽氣半陷半不陷耳。。非毫無痛苦也。。曰按之則痛。。按不着不痛。。按心下之邊旁則痛。。比諸按之渾是痛者。。略有間也。。脈浮滑者。。浮爲陽脈。。滑爲實脈。。半浮半滑。。無非延長邪氣者半。。挾制陽氣者亦半也。。去其滑自搏而勿浮矣。。小陷胸湯主之句。。詳註方後。。

小陷胸湯方

黃連一兩　半夏半升洗　栝蔞實大者一個

右三味。以水六升。先煑栝蔞。取三升。去滓。納諸藥。煑取二升。去滓。分溫三服。

本湯似適用於心下結也。。下文五瀉心湯皆有連。。連夏並用者三。。不過栝蔞實是胸中藥。。非心下藥耳。。乃先煑之以尾連夏之後。。令藥力趨勢在下不在上。。又烏足盡栝蔞之長耶。。豈知三物合煑。。連夏必聽命於栝蔞。。是解結胸非陷結胸。。胸未陷而心下之餘邪又蠢動。。諸瀉心湯未必中與也。不觀大陷胸煑藥之次第乎。後納甘遂。先陷之而後下之也。假令三味同行。硝黃反爲甘遂之阻力。安有得快利之望乎。本方陷之而不下。陷力取其小。連夏足以當之。獨是大陷則藥力從心胸之後直奔大腸。與心下無牴觸。小陷則藥力從胸際之前直達心下。又豈可聚而殲之於咫尺之地耶。三味藥非四面網也。降邪氣以夏。開凊道以連。神機一轉。升散餘邪爲烏有也。佐用括蔞一枚者。防其散而復結耳。詎藉以步武硝黃乎。上文立小建中主心中悸而煩。不解表而表自解。爲汗法之窮出其方。本證立小陷胸主心下按則痛。不去邪而邪自無。爲下法之窮出其方。藥味看似平易。實開下文無數法門。所有瀉心諸法。皆本此意以立方矣。

太陽病。二三日。不能臥。但欲起。心下必結。脈微弱者。此本有寒分也。反下之。若利止。必作結胸。未止者。四日復下之。此作協熱利也。

上言結胸諸證。已無賸義。然亦有胸未必結。而心下必結者。其爲太陽病未罷。續得太陽病者乎。病過二日至三日。兩邪交迫。不外出則入裏矣。前此之邪。必入於心下。後此之邪。將入於胸中。各分道而入者。以太陽爲可欺耳。無如起時不入臥時入。轉令太陽有安枕之憂。雖得臥亦不能臥。防潛入之邪相接踵也

○○不獨卧忙起亦忙○○其力疾而起也○○思以振作其陽○○欲令先入之邪出而去○○不欲令未入之邪入而來○○故但寫其意於欲起也○○實指之曰心下必結○○比結胸尤進入一部分○○胸未結庸可及防○○心下結必不及防也○○豈眞疏虞於一卧哉○○脈微弱者○○陽氣業已退化○○遺邪不入將何待○○特或爲寒結非熱結○○因而起卧不安者未可知○○曰此本有寒分也○○正惟并於陽不熱○○入裏而後變其本○○受氣於心下○○便脫化其寒○○寒分反作熱分觀也○○然則不結胸耶○○又有寒分在○○未受氣於胸○○卻驟驟乎有結胸之勢也○○乃誤認兩分之邪爲一分○○徒討好心下而反下之○○若利止者當有別情○○勿喜其心下不結也○○

先入之邪雖作了。。後入之邪未作了也。。必作結胸。。皆下藥爲厲階也。。未止者亦有別情。。更勿喜其不結胸也。。已移胸邪於心下之下矣。。苟以爲心下之餘邪未盡。。四日復下之以盡其邪。。此又陷未成利之邪於下利之中。。不啻合冰炭爲一鑪。。緣未止之利。。熱盡則寒。。復下之利。。寒纔化熱。。縱不作熱利。。亦作協熱之寒利也。。幸而利止以脉弱脉微弱爲多數耳。。不然。。一再誤下者有何法以挽救太陽乎。。

太陽病。。下之。。其脉促。。不結胸者。。此爲欲解也。。脉浮者。。必結胸也。。脉緊者。。必咽痛。。脉弦者。。必兩脇拘急。。脉細數者。。頭痛未止。。脉沉緊者。。必欲嘔。。脉沉滑者

○○協熱利○○脈浮滑者○○必下血○○

本條推言誤下之弊○○類舉脈證以窮其變○○結胸則太陽昭○○即不結胸亦太陽忙○○如之何其動以下藥激刺太陽平○○書其脈促○○脈頻動之中○○倏然一靜○○非止而不能自還也○○太陽拒邪之蓄勢則如此○○若停以待汗者然○○因下藥遲其汗也○○幸而不結胸者爲欲解○○未始不便宜於太陽○○胸滿則難免矣○○若下後脈浮○○度非陽浮可知○○邪則浮而陽則沉又可知○○邪臨高位○○必結胸也○○遑能汗解乎○○脈緊者是壓力稍遜於拒力○○其邪略有鬆勁之機○○轉爲陽氣所反射○○必上干於咽而痛○○假令緊反入裏○○非痞即結矣○○脈弦者與緊相類○○特緊爲拒象○○

弦爲搏象。邪正相持。必兩脇拘急。庶與胸膈無涉。脈細數者陽病而陰脈。看似太陽脫離其頭部。實則餘邪高壓其頭部。頭如結狀。故頭痛當止未止。痛上不痛下。與心下痛不同論。脈沉緊者又過於膈內之部分。外邪欲乘勢下趨。特被陽氣所噴翻。必動膈而欲嘔。不嘔必有客氣爲之助。太陽之陷何待言。脈沉滑者沉則留藥氣之寒。滑則留邪氣之熱。寒熱去不盡。則作協熱之寒利。利之止不止猶其後。已重墜太陽於利中。脈浮滑者縱非協熱利。而熱邪與太陽相追逐。必俟陽升而熱始降。其下血也。奪太陽之經血者也。凡數者字。皆結胸證之陪客。放鬆結字。即是擒緊結字。再起下文種種結證也。

病在陽。應以汗解之。反以冷水潠之。若灌之。其熱被卻不得去。彌更益煩。肉上粟起。意欲飲水。反不渴者。服文蛤散。若不差者。與五苓散。寒實結胸。無熱證者。與三物小陷胸湯。白散亦可服。

發於陽謂之病在陽。而邪不在陽也。在汗孔耳。惟邪奪汗。惟汗解邪。其汗出而兼發熱者。正見標陽拒邪之勢力。祇有去熱無留熱也。應行桂枝。以微似汗解之。何至變熱邪爲其熱乎。乃反以冷水噀其毛竅而潠之。又澆其身而灌之。豈徒熱邪被卻已哉。直是改換太陽之標陽。化作寒邪之標熱。無其熱而有其熱。謂之正熱邪不熱焉耳。其熱被卻不得去。餘邪仍有去路也。獨惜太陽無去路。以其不能行使其熱走頭走足故也。餘邪所脫卸者熱。未脫卸者寒。故其去也。不帶熱入帶寒入。不與水敵與汗敵。緣冷水不但卻邪並卻汗。寒邪不能卻水遂卻汗也。無汗解當然煩。無如其汗勢難解其熱。則益煩。其陽不復有其陰。則更煩。凡太陽病無此煩狀。愈覺益煩更煩煩有加。則彌更益煩。於是見煩不見熱。肉上粟起處。點點是熱如其熱。點點是水非其水。宜其零星之熱粟相若。凸起之粟肉相若也。煩中帶熱故意欲飲水。熱中帶冷故反不渴。欲治煩。當解熱。欲解熱。當散水。文蛤乃水中之介質。。能吸水又能噓水。。服文蛤散則散開其水矣。。若不差者。。因文蛤未能化汗。。惟五苓則散水爲汗。。得汗則其粟自平。。兩方皆取以水治水之義耳。。然餘邪猶未汗解也。。醫者能偵知其所在地乎。。彼水卻時。。已中寒邪之計矣。。冷水驅之入。。小汗能逐之出乎。。抑其胸別有牴抗力乎。。曰寒實結胸。。不曰熱實結胸。。熱薄肉上久矣。。曰無熱證者。。不曰有寒證者。。寒證之變相卽是熱。。熱證之本相卽是寒。。寒旣實矣。。固無寒相。。亦無熱相也。。得毋小結胸耶。。小結胸有熱脈。。何得云無熱證。。胡不與大陷胸耶。。大陷胸是大三物。。爲陽氣內陷而設。。不犯心下也。。小陷胸雖小三物。。爲正在心下而設。。不犯陽氣也。。本證陽氣非脫離其肉上。。以小物代行大物足矣。。雖然。。間亦有病不在胸而在膈者。。又以吐利爲捷效。。則寧先治其寒。。寒去熱自出。。皮粟以不了了之。。白散亦可服也。。方旨另詳於後。。

文蛤散方

文蛤 五兩

右一味。爲散。以沸湯和一錢七服。湯用五合。

文蛤浸淫水中。。能開能合。。金匱取其闔陽明。。治渴飲不止。。從納水之義也。。本條取其開太陽。。治欲飲不渴。。從噓水之義也。。已是一方兩用。。且鹹寒滑澤。。於粟起處尤爲針對。。又用五兩以厚集其味。。沸湯和服一錢七。。以減輕其質。。慮其過沉耳。。湯用五合。。與五苓同意。。可謂精矣。。

白散方

桔梗三分　巴豆一分去皮心熬黑研如脂　貝母三分

右二味爲散。納巴豆。更於臼中杵之。以白飲和服。強人半錢七。羸者減之。病在膈上必吐。在膈下必利。不利進熱粥一杯。過利不止。進冷粥一杯。身冷皮粟不解。欲引衣自覆者。若水以潠之洗之。益令熱卻不得出。當汗而不汗則煩。假令汗出已。腹中痛。與芍藥三兩。如上法。

巴豆温而下。。爲除實猛將。。佐以桔貝。。提高巴豆。。以爲節制。防其徹下不徹上也。觀方下在膈上必吐在膈膈下必利數句。自無太過不及之弊矣。身冷皮粟不解奈何。寒解熱未解。熱傷冷水無幾時。故身冷如昨耳。此服白散後之病形。未嘗先服文蛤也。觀其欲引衣自覆以待汗。亦未與五苓可知。不久必汗出又可知。若急於取汗。以水再潠之。加以洗之。初時不過熱卻不得去。熱無所謂入。現時益令熱卻不得出。熱無有不入。就令不出不入。亦不足盡白散之長。白散當汗者也。匪惟吐利也。當汗而不汗則煩。愈以見白散證初非彌更益煩。故舍文蛤五苓而不與。即煩亦毋庸尾以文蛤五苓也。以其非煩而不汗。乃不汗之煩。畢竟得汗○○曰假令汗出已○○已者止也○○汗止熱不止○○是留汗不留熱○○熱不留則去而入於腹○○不爲寒實結胸者○○又爲熱實結腹矣○○痛矣○○腹中痛有加芍藥之例○○曰與不曰加○○三兩當然作湯服○○何以芍藥不聲明一物○○白散不聲明三物耶○○正與小陷胸湯示區別○○恐人將白散納入小陷胸○○則三物變爲六物○○將芍藥加入小陷胸○○則三物變爲四物○○若三方合用○○更七物矣○○限用三物者○○物物有法在也○○曰如上法○○非如服文蛤散○○立一法更進一法也○○如服白散法○○進粥一杯留一杯也○○芍藥與白散利法同○○自與諸法異○○不然○○不差與五苓○○何嘗曰不差與白散乎○○多立白散法○○芍藥尤法外之法

云爾○○

太陽與少陽併病○○頭項强痛○○或眩冒○○時如結胸○○心下痞鞕者○○當刺大椎第一間○○肺俞○○肝俞○○慎不可發汗○○發汗則譫語○○脉弦○○五六日○○譫語不止○○當刺期門○○

凡併病必主動在陽明○○陽明主闔○○闔力操之而後併○○病有太陽陽明○○少陽陽明者○○乃陽明幻作太少○○非太少幻作陽明也○○有二陽併病○○無太陽陽明併病者○○陽明能併太陽○○太陽不能併陽明也○○有陽明少陽合病○○無陽明少陽併病者○○少陽祇可合陽明○○更不能併陽明也○○本篇三見太少併病○○而見證不在脇下而在心下○○心下爲中土○○顯見併病已隸入陽明矣○○獨是下文併病

句無與字。本條多一與字。又何別耶。二陽併病者其常。太少併病者其變。少陽有汗吐下三禁。恐人祇知二陽併病。茫然其與少陽併病而不知禁也。書頭項强痛。太陽病有端倪。曰或眩冒。少陽或露端倪耳。指明之曰與。太少尚有遁情哉。曰時如結胸。何似結胸之多耶。上下文有曰如結胸狀。卻非限以時。有時如是。有時不如是者。少陽轉樞不以時。必下胸貫膈不以時。故時與胸中有影響耳。最難堪者心下痞鞕。邪氣變爲痞。正氣變爲鞕。鞕狀因痞狀爲轉移。則凡下文諸痞證。當以本證爲前提。以其與結胸若離合也。治之奈何。當刺大椎第一間。大椎穴貼督脈而會三陽

○○鍼從陽明下手○○左右其鍼口○○以排解太少○○次及肺俞肝俞○○一引太陽之邪達皮毛○○一引少陽之邪出筋膜○○直以鍼法代行汗法耳○○戒曰慎不可發汗○○發汗則譫語○○少陽篇內亦云然○○蓋發汗則邪逐少陽以亂竄○○彼證曰少陽不可發汗○○本證就令太陽可發汗○○而汗其半而遺其半○○其爲譫語則一也○○況復脈弦○○弦是少陽之獨脈○○豈非太陽之病已交卸○○責少陽以獨病乎○○彼誤發少陽汗○○少陽猶幸減半病○○尚有胃和之望○○若僅發太陽汗○○少陽不啻加倍病○○安有胃和之望乎○○宜其五六日少陽不復回其本位○○病形悉印入陽明之中○○而譫語不止○○比屬胃之譫語有異焉○○恐少陽與太陽○○從茲

斷絕矣○○惟有假道去邪之一法○○刺肝募之期門○○令木火交通○○一面安放少陽○○一面調和三陽斯已耳○○

婦人中風○○發熱惡寒○○經水適來○○得之七八日○○熱除而脈遲○○身涼○○胸脇下滿○○如結胸狀○○譫語者○○此為熱入血室也○○當刺期門○○隨其實而瀉之○○

婦人中風○○發熱惡寒○○與男子無異○○異在寒熱未罷○○而經水適來○○計自經前得病○○現已七八日矣○○發於陽者七日愈○○胡八日尚未愈耶○○熱除便是病除○○胡脈遲若是○○外證已解○○何至脈遲○○外證未解○○何止脈遲耶○○身涼又豈但熱除○○直血弱氣盡之候耳○○觀其胸脇下滿○○如結胸狀○○非與柴胡證脇鞕相似耶○○特非往來寒

熱。。休作有時。。則柴胡證罷可知。。所難掩者經來而譫語。。與陽明下血譫語同。。顯見經血爲召邪之捷徑。。血來則熱往。。血下則熱上。。逆其血中之神。。故神亂而譫語。。此爲熱入血室也。。尚有遁情哉。。血室卽衝任二脈。。起胞中而循胸脇。。其不能循胸脇而上者。。以經血新虛。。熱邪橫亘於胸脇之下。。塡滿衝任之道路也。。與抵當湯證適相反。。彼證熱在下焦而不在胸脇。。此證熱在胸脇而不在下焦。。彼證下血乃愈。。則脈微而沈。。又脈沉結。。此證經來所致。。則脈遲。。遲爲血少。。血去故少也。。血少則熱肉充膚澹滲皮毛之血。。亦減薄其勢力。。風邪無所附麗。。遂借血徑而入。。宜其熱發殺其半。。一若熱除寒未除也。。豈知其藏寒熱而不露。。所露者其實。。故身涼而譫語也。。胸脇下滿足徵明其實。。滿實似乎結。。特如寒實結胸又如熱。。如熱實結胸又如寒。。且狀如結胸卻如脇。。狀非結脇卻如胸。。既有兩處滿。。大都兩處實。。料無兩處結也。。小柴胡治滿治結非長於治實。。即凡攻實之劑。。未易兩實兼顧也。。法當刺肝募之期門。。衝任爲肝臟所主故也。。上文刺期門者三。。此獨隨其實而瀉之。。示針術之不同。。蓋針有逆隨。。隨其經脈之方去。。順針以濟其氣。。謂之隨。。是補虛法。。朝其經脈之方來。。逆針以奪其氣。。謂之逆。。是瀉實法也。。瀉而曰隨。。得毋隨瀉隨補耶。。非也。。脇下之實甚。。則引胸邪隨脇瀉。。胸下之實甚。。則引脇邪隨胸瀉也。。要其已實與未實。。不外隨其證以下鍼。。則上文並非瀉實可悟矣。。合上條皆如結胸。。返照上文種種結胸也。。兩條均用針而不用方。。又反襯上條之一證出數方也。。

婦人中風。。七八日。。續得寒熱。。發作有時。。經水適斷者。。此爲熱入血室。。其血必結。。故使如瘧狀。。發作有時。。小柴胡湯主之。。

婦人中風七八日。。與上條同。。異在寒熱已罷。。續得寒熱。。比往來寒熱又不同。。彼非正邪分爭。。故寒熱並見。。渾無先後。。不過旋發旋止。。發作有時而已。。緣七八日以前。。經水適斷。。斷寒熱者經水爲之。。續寒熱者新血未續。。而寒熱續之。。餘邪逐斷血而行。。觸動衝任則發作。。非觸動時不發作也。。與上條恰相對。。上條先中風而後經來。。一自經來。。一自熱入。。入而不出。。故見證由外而轉內。。本條先經來而後中風。。一自經斷。。一自熱入。。入而復出。。故見證由內而向外。。要其熱入血室。。又與上條同。。特彼爲邪實狀如結。。此爲血結狀如瘧。。是必其血爲餘邪所操縱。。餘邪又爲其血所稽留。。血結汗亦結。。故使外邪髣髴在結不結之間。。如瘧狀。。亦因血分有結有不結。。斯熱邪纔得藕斷而絲連也。。血未結時。。寒熱斷續其新血。。發作以寒熱爲主動。。血已結時。。新血斷續其寒熱。。發作又寒熱爲被動也。。一再曰發作有時○○初次之寒熱有已時○○後此之寒熱無已時○○以其使如瘧狀以延長時日故也○○則將刺之乎○○其血未充○○烏乎刺○○其熱非結○○又焉用刺乎○○小柴胡湯解熱者也○○又解結也○○主之便雙方縮照矣○○何刺爲○○

婦人傷寒○○發熱○○經水適來○○晝日明了○○暮則譫語○○如見鬼狀者○○此爲熱入血室○○無犯胃氣○○及上二焦○○必自愈○○

婦人傷寒○○發於陰也○○何以不現惡寒而但現發熱耶○○是寒邪顯有遁情○○若詢其經水○○與得病時不先不後而適來者○○則露其隱矣○○經水爲陰血○○傷寒爲陰邪○○晝日得陽神以燭其陰○○當然明了○○暮則邪逆其血中之神

○○神舍於心○○心亂則譫語○○血注於目○○目迷則見鬼○○鬼亦陰物○○脈神之幻相○○印入目中也○○此爲熱入血室○○與中風同○○特無結胸狀○○寒邪親下不親上也○○無如瘧狀○○熱燄旋作而旋止也○○且熱不除而發熱○○正見其陰不淨而陽淨○○衛外之陽尚在○○則居中之陽亦在○○大有拒邪之勢力○○其未得汗解者○○水穀稍爲經血所奪○○未暇接濟汗源耳○○無犯胃氣○○則汗生於穀矣○○云及上二焦者○○上焦出胃上口○○中焦並胃中○○與胃氣有連帶之關係○○所爲衛出上焦○○營出中焦也○○得胃氣爲營衛之續○○營衛自爲經血之續○○何至續得寒熱乎○○立戒不立法○○非屏棄小柴也○○恐人以他藥易柴胡○○則穿守汗

吐下三戒。。爲血與汗留無盡之藏。。聽其經盡自愈之爲得也。。期諸昏暮愈似不可必。。期諸晝日愈則可必矣。。合上兩條與金匱僅差一二字。。金匱注意在婦人之血。。本條注意在病情之結之不結。。眼光不同。。故編次稍易也。。

傷寒六七日。。發熱。。微惡寒。。支節疼痛。。微嘔。。心下支結。。外證未去者。。柴胡桂枝湯主之。。

傷寒六七日。。未經發汗。。殆結胸矣乎。。結胸節有熱實字無發熱字。。本條有發熱字無熱實字。。則髣髴而迢遙矣。。熱實是寒邪壓制標陽。。表證成爲內證也。。發熱是標陽衝開寒邪。。表證翻出外證也。。陽浮而後帶熱而出

○○外證從此去者○○熱爲之兆也○○乃發熱卻非帶惡寒而出○○顯著者熱○○而微露者寒○○是有外復有表○○分明一層熱○○掩映一層寒也○○寒微痛亦微○○支節疼痛○○與體痛有間也○○痛微嘔亦微○○微嘔與嘔逆有間也○○表證不在毫毛在支節○○非外亦非裏矣○○孰意其有表復有外○○外證反在表證之裏乎○○夫使外證去於外○○則表證無存在○○發熱惡寒爲外欲解○○單行桂枝足矣○○何庸藉柴胡以解外乎○○無如心下支結○○桂枝證未之前聞也○○下文心下痞惡寒者表未解○○則曰解表宜桂枝○○桂枝寧非長於解外耶○○胡彼證指爲表○○獨本證目爲外耶○○彼證無發熱○○没收其陽故曰表○○本證有發熱○○呈現其陽故曰

外○○彼證表解便無外○○本證外解仍有表○○皆由表證未去○○故明言外證未去也○○何以謂之支結耶○○得毋非正在心下○○支結在正中之兩旁耶○○此又與結於脇下無以異○○法當主柴胡○○桂枝嫌贅矣○○吾謂支者直之訓○○如支厦之本着然○○陽氣之動也直○○外邪之動也亦直○○直與直相牽引○○宜其愈結而愈直○○愈直而愈小○○支結作小結論可矣○○獨不可行小陷胸也○○結胸之邪○○心下即其去路○○支結之邪○○胸上纔有去路○○柴胡桂枝湯主之○○令外邪尋來路而去○○由膈而胸而皮毛○○乃不斷其路也○○何柴桂之變用不窮乎○○方旨另詳於後○○

柴胡桂枝湯方

柴胡四兩　桂枝　黃芩　人參各一兩半　甘草一兩炙

半夏二合半洗　芍藥一兩半　大棗六枚擘　生薑一兩半切

右九味。以水七升。煑取三升。去滓溫服。

心下結而脇下不結。亦主小柴耶。胸脇心下。其間不能以寸。要其窒礙少陽之轉樞則一也。心下即上二焦之部分。手少陽非出現三焦乎。蓋凡結而有出路。則解之。應主柴胡。結而無出路。則陷之。不得已而行陷胸耳。本條發熱諸見證。其路幾非隱隱可尋乎。何以兼用桂枝也。得毋柴胡解結非長於解外。桂枝解外非長於解結耶。固也。吾尤謂桂枝得柴胡。而後打入一層作用。將以解外法去外。柴胡得桂枝。而後退出一層作用。如以解表法解外。桂枝先聽命於柴胡。柴胡復聽命於桂枝。故不曰桂枝柴胡湯。命曰柴胡桂枝湯也。柴桂合力又分力。兩方與有其功而不有其功。此操縱柴桂之所以莫名其妙也。

傷寒五六日。已發汗。而復下之。胸脇滿。微結。小便不利。渴而不嘔。但頭汗出。往來寒熱。心煩者。此爲未解也。柴胡桂枝乾薑湯主之。

傷寒五六日。先已發汗。表解可知。卽有餘邪。六日亦愈矣。乃不聽其自愈。而復下之。致餘邪移入胸脇而滿。原不至於結也。無如先汗復下。不陷太陽之標陽。轉陷太陽之本陰。依然正被邪壓。不過壓力較輕。。拒力亦弱。。與上文種種結證不同。。且胸脇俱有結意。。謂之微結可矣。。何以心下絕不微鞕耶。。陽陷始落在心下耳。。陰陷則墜落膀胱。。觀其小便不利。。氣化之窒而不出可知。。渴而不嘔。。津液之窒而不行。。寒水之窒而不動又可知。。非陰陷而何。。獨標陽衝出於胸脇之上。。但頭汗出。。設非發汗在前。。並頭汗亦無矣。。尚有往來寒熱乎。。正邪分爭。。始有寒熱。。孤陽不能戰勝餘邪。。故往來寒熱。。緣本陰與標陽。。被邪隔斷。。陽部之汗則出。。而陰部之汗不來。。愈戰汗而胸以下愈無汗。。安得不心煩乎。。曰此為未解也。。上解下未解。。就令頭汗日出無當也。。結處雖微。。而影響則大。。如之何而後結除耶。。若行陷胸。。正邪正在酣戰。。陷胸即陷陽矣。。陷云乎哉。。柴胡桂枝乾薑湯主之。。又一解結法也。。方旨詳註於後。。

柴胡桂枝乾薑湯方

柴胡半斤　桂枝三兩　乾薑二兩　栝蔞根四兩

黃芩三兩　牡蠣二兩　甘草二兩炙

右七味。以水一斗二升。煑取六升。去滓再煎。取三升。溫服一升。日三服。初服微煩。復服。汗出便愈。

本方直是小柴加減耳。。去參夏薑棗。。加桂枝乾薑蔞根牡蠣。。仍不出柴胡範圍。。何必另立湯名耶。。不知去夏加蔞。。去棗加蠣。。無非爲避渴避滿起見。。尙與小柴同例。。惟其不因微熱而加桂。。不因或欬而加薑。。似薑桂還用不着。。鮮不曰不應加而加矣。。恐人不明薑桂之作用。。特提其要以命方。。無柴胡則結不解而諸恙不除。。無桂枝則陽不收而頭汗不止。。無乾薑則寒不動而陰汗不至。。君柴桂薑三味。。始面面俱到。。餘藥祇供使令而已。。觀其不加苓以利小便。。而專注在汗出。。初服曰微煩。。待汗可知。。復服曰汗出便愈。。不期汗愈汗便愈。。便與發汗同論。。變柴胡於不變之中。。半柴半非柴矣。。尙得以小柴胡湯目之乎。。獨是胸脇微結。。似得柴胡證者半。。得小陷胸證者亦半也。。胡不參用三物耶。。此正與小結胸愈卽而愈離。。彼證有痛狀無渴狀。。本條有渴字無痛字。。可悟連夏之適用不適用矣。。

傷寒五六日。。頭汗出。。微惡寒。。手足冷。。心下滿。。口不欲食。。大便鞕。。脈細者。。此爲陽微結。。必有表。。復有裏也。。脈沉。。亦在裏也。。汗出爲陽微。。假令純陰結。。不得復有外證。。悉入在裏。。此爲半在裏。。半在外也。。脈雖沉緊。。不得爲少陰。。所以然者。。陰不得有汗。。今頭汗出。。故知非少陰也。。可與小柴胡湯。。設不了了者。。得屎而解。。

傷寒五六日。。未經誤治。。從無不愈。。況標陽剛剛出現。。有頭汗出之愈兆乎。。乃不發熱而微惡寒。。身外之陽安在。。手足冷。。四肢之陽又安在。。卽居中之陽。。亦自閉其胃脘。。上脘不通則心下滿。。中脘不通則口不欲食。。下脘不通則大便鞕。。頭以下一表一裏皆非陽氣用事。。何不可收拾至是。。且脈細。。細脈迴非陽脈。。指爲布滿陰邪。。不是過矣。。殆陽氣微矣乎。。此非微而欲絕也。。乃不顯而微。。勿認爲陽微弱。。當認爲陽微結也。。與種種結證相逕庭者。。以上但言邪結。。無論成結胸如結胸。。與夫水結血結。。無非與陽氣爲難。。未嘗言及陽結。。此爲陽微邪亦微。。邪結陽亦結。。乃本條之特證也。。表邪結之耶。。抑外邪結之耶。。表邪非趨勢在陽。。所結非陽。。外邪又聽命於陽。。不結其陽。。必有表邪不在裏。復有裏邪不在表。表裏分作兩面看。裏邪仍作半面看。始曉然於表邪外邪非結陽。惟裏邪獨結陽也。不然。裏病亦何常之有。少陰篇脈沈曰病爲在裏。陽明篇曰沈爲在裏。本證脈不沈則已。脈沈亦在裏也。特非在少陰陽明之裏。卻在太陽署之裏。致有別耳。少陰陽明脈沈有汗禁。本證無汗禁。汗出在彼爲陽虛。在此爲陽微故也。假令表邪純然入裏又何若。表而裏。在太陽則無表證。在少陰亦無裏證矣。祇謂之純陰結而已。表證裏證且不得。遑得復有外證。與表證悉入在裏乎。既不得有入裏之證。遑得復有出裏之外證乎。此獨留其半於表。入其半於裏。爲半在裏。復留其半於裏。出其半於外。爲半在外。在外則陽氣不久出。表證必爲外證所轉移。毋庸泥看其脈也。脈雖沈緊。看似不象陽明象少陰。不得目爲少陰也。蓋有所以然者在。表證無汗者也。爲其陰也。表受氣於陽。陽得有汗。表舍氣於陰。陰不得有汗。今頭汗出又爲少陰篇所無。故知非少陰也。抑亦太陽露其半。酷肖少陽者也。少陽初起於地面。大有扶桑浴日之觀。一想像其汗出陽微之所以然。覺未來之太陽。可坐而致也。脈細沈緊奈何。此又陽結無陽脈之所以然。正好與小柴胡湯。轉微陽爲太陽。其餘陰證陰脈之假相。可以以不了了之。胡不行柴胡桂枝湯耶。外證已去

○○何取於桂○○設不了了奈何○○非徒以柴胡取汗也○○表邪未嘗結○○或得汗而解○○裏邪既已結○○自得屎而解○○不兩解之兩解○○柴胡湯莫之致而致也○○喻黃不得爲少陰句下加病字非○○

傷寒五六日○○嘔而發熱者○○柴胡湯證具○○而以他藥下之○○柴胡證仍在者○○復與柴胡湯○○此雖已下之○○不爲逆○○必蒸蒸而振○○卻發熱汗出而解○○若心下滿而鞕痛者○○此爲結胸也○○大陷胸湯主之○○但滿而不痛者○○此爲痞○○柴胡不中與之○○宜半夏瀉心湯○○

傷寒五六日○○無惡寒體痛○○祇有嘔有發熱○○顯係寒邪侵入一層○○設發熱而嘔○○是正浮於邪○○正被邪卻則嘔

有勢力。唯嘔而發熱。是邪浮於正。邪被正卻則熱有勢力。一證便是太陽柴胡證矣。陽明少陽篇無嘔而發熱故也。曰柴胡湯證具者。非另具餘證之謂。卽不必悉具之詞。見本證具有柴胡湯之實據也。厥陰嘔而發熱主柴胡。金匱嘔而發熱亦主柴胡。曷嘗有別證乎。柰何舍柴胡不用。而以他藥下之。差幸與本證無牴觸。柴胡證仍在者。復與柴胡猶未晚。此雖已下之。其藥未有如承氣之甚。非明昭太陽之陽。逆亦不爲逆。獨惜下後津液已耗。中氣亦餒。必轉運一番。蒸蒸而振。卻發熱汗出而解。爲效稍遲耳。若柴胡證罷。則下藥不能恕矣。胸脇不滿獨心下滿。滿而且鞕痛者。

則他藥甚於承氣○○雖非下之早○○亦爲逆○○醫者亦知此犯何逆乎○○此爲結胸也○○大陷胸湯主之○○無別法矣○○但滿而不痛者又何耶○○胸上不通故心下痛○○結胸則如彼○○胸上稍通故心下不痛○○痞證又如此也○○况晦盲之狀○○必無應物之靈○○其滿而非鞕也○○心下如茅之塞○○其滿而且鞕也○○心下如石之頑○○陽氣祇有內閉無內拒○○即鞕亦作但滿論○○以其不按之固不痛○○按之亦不痛○○陽神茫昧無感覺故也○○曰此爲痞○○別處縱不痞○○而此處獨痞○○柴胡證一變至此○○柴胡不中與之○○非撇開柴胡也○○言外見立方不外從柴胡脫胎而出○○迴應大小結胸又與柴胡證相參錯○○覺夾縫中自有承上起下之柴

胡證具。。一轉瞬而痞狀成。。一翻手而諸瀉心湯又揭矣。。宜半夏瀉心湯句。。詳註方後。。

半夏瀉心湯方

半夏半升洗 黃芩 乾薑 甘草炙 人參以上各三兩

黃連一兩 大棗十二枚擘

右七味。以水一斗。煑取六升。去滓。再煎。取三升。溫服一升。日三服。

瀉心非攻心也。。亦非瀉之欲其下也。。一洗心下之邪而空之。。如以澮瀉水之瀉。。瞬息便滌蕩無遺也。。妙與心下之下無抵觸。。上文懸無犯胃氣及上二焦之禁。。早爲瀉心諸法示準繩。。故五方中三見草棗乾薑爲中堅。。而以湯漬者二○○漬之而不煑○○以水煑者三○○煑之猶再煎○○豈有大黃則味取其薄○○無大黃則味求其厚哉○○蓋煑藥所以沸騰其藥氣○○恐餘邪爲藥氣所迫○○有竄入中上之虞○○不如漸漸以襲之○○於是立餌邪之法○○一取沸湯不沸藥而絞藥○○一取沸藥不沸湯而煎湯○○柔木柴胡之意以立方○○本方不過以連易柴○○黃連自掩入心下○○與胸腸無涉○○要非以戰鬬力勝邪○○乃出其不意以滅邪○○不離乎柴胡湯製作之精也○○小陷胸獨無連耶○○此正與陷胸湯若逕庭○○大陷胸之甘遂○○小陷胸之括蔞○○爲本證禁藥○○恐陽氣不在心下在胸際也○○下文心下痞鞕○○非指陽氣內陷耶○○痞證陽氣無差在○○無論陷與不陷○○

必爲餘邪所操縱。。太陽之閉而未開則一也。。然則本方非援太陽耶。。此又與柴胡湯異曲而同工。。得柴胡則少陽轉。。少陽以轉力開太陽。。柴胡不必有其功。。得瀉心則陽明闔。。陽明以闔力開太陽。。瀉心不必有其德也。。何以命曰半夏瀉心耶。。非爲其嘔也。。君半夏以直接其胸。。就令胸有遺邪。。有半夏在。。毋庸議及小陷胸湯也。。

太陽少陽併病。。而反下之。。成結胸。。心下鞕。。下利不止。。水漿不下。。其人心煩。。

太陽少陽併病。。當然患發於陽。。太少同時中風也。。與合病有別者。。太陽少陽分任其病。。謂之合。。太陽少陽不能分任其病。。謂之併。。蓋由陽明闔力撮之使然。。而後併而不能開也。。乃反以下藥陷之。。陽明未嘗陷也。。所陷者太陽少陽耳。。如太少直落心下。。是邪在胸上。。成大結胸。。如太少旁落心下。。是正在心下。。成小結胸。。獨是大結胸心下鞕而且痛。。小結胸心下痛而非鞕。。若指心下鞕爲證據。。痞證心下何嘗無鞕狀乎。。是結胸雖成。。大小陷胸證未盡成。。如結胸與成結胸固有差。。成結胸與成結胸仍有差。。結胸多一結胸爲陪客。。無行陷胸之必要也。。矧心下之下。。下利不止。。心下之上。。水漿不下。。猶爲大小結胸證所無。。遑敢以陷胸嘗試哉。。蓋必陽明逼近心下。。太少則落在陽明之下。。而後無拒痛狀。。無按之痛狀也。。太少不能主持其中土。。中土不治。。而後下利不止。。水漿不下也。。三陽無一當其位。。皆下藥顛倒陽氣使之然。。不得於氣。。當求諸心。。吾爲陽氣計。。毋庸求救於藥也。。惟有叩閽於咫尺之地。。訴諸君主之官而已。。特書曰其人心煩。。其人存。。則其政舉。。以其人之心。。布其人之令。。就以其心之煩。。解其胸之結。。天威一震而見離。。陽氣盡當陽以啟泰。。此殆心坎中怒發之煩者歟。。始或不解而煩。。畢竟煩而自解。。非其人之胸部與人殊。。乃陽氣相得不相失。。心陽又從而振作之。。心部於表。。表裏皆受神明之賜。。其人纔有勿藥之占也。。夫成結胸且不言陷胸。。况如結胸乎

○○況種種結狀非結胸乎○○結與結異○○從心下體認胸上難○○結與痞尤異○○從心下體認心下亦不易也○○

脈浮而緊○○而復下之○○緊反入裏○○則作痞○○按之自濡○○但氣痞耳○○

書脈浮而緊○○不曰陰陽俱緊○○非浮緊也○○浮之底面緊○○緊之上面浮○○太陽不浮邪獨浮○○陽氣因而緊○○是僅見陽之氣○○不見氣之陽○○太陽不能走一身之表○○故太陽二字闕不書○○假令書太陽病脈浮緊○○無下法尚有汗法也○○浮而緊則汗法且未有○○況復下之乎○○下其緊必兼下其浮○○浮脈尾追緊脈○○浮縱不入裏○○緊反入裏矣○○緊欲出表○○而浮不出表○○遂堵塞其入裏之脈路○○令

陽氣不知從何道出。。勢必迯其陽於心下。。則作痞矣。。顧同是痞也。。下文則曰按之濡。。濡字大都形容邪氣之陰柔善人耳。。苟痞中有陽氣在。。則曰心下痞鞕。。鞕字非指陽氣之剛强不屈乎。。乃不但曰濡曰自濡。。關於八爲故曰自。。顯見心下自爲其收放。。不按之將自鞕。。按之纔自濡。。陽氣之先餒者在此。。陽氣之尙活者亦在此也。。申言之曰但氣痞耳。。非邪痞也。。邪氣之濡。。非其所自有故也。。胡不曰陽氣痞耶。。其陽不前。。故其詞若有憾也。。本證當以瀉心爲禁劑。。尤嚴於上條之不行陷胸。。蓋緊脈未去。。端賴胃氣爲援助。。瀉心卽瀉氣矣。。必俟表邪將罷。。得續浮之脈去浮脈。。而後不浮亦不緊。。其氣庶有還原之一日也。。久之亦能占勿藥。。上條反結上文諸陷胸。。本條反起下文諸瀉心也。。

太陽中風。。下利。。嘔逆。。表解者乃可攻之。。其人漐漐汗出。。發作有時。。頭痛。。心下痞鞕滿。。引脇下痛。。乾嘔。。短氣。。汗出不惡寒者。。此表解。。裏未和也。。十棗湯主之。。

太陽中風。。發於陽也。。非下之熱未易入。。陽未易陷也。。即下之亦成結胸耳。。不至於痞。。風邪親上不親下也。。胡趨勢在心下之下。。一下利。。一嘔逆。。竟翻動水穀之海耶。。此有外復有裏也明甚。。宜未解外先救裏矣。。敢攻裏乎。。乃曰表解乃可攻之。。外證認作表。。攻之而不救。。何嘗覩其人若是。。豈知其人有其人之病狀。。以其脇下與人殊。。能令太陽不能開。。能令外證不能外。。始則引外證在半表裏。。特留未解之表證。。繼則引外證入在裏。。特留未和之裏證也。。書其人漐漐汗出。。非外證乎哉。。無如與表證相掩映。。曰發作有時。。時而外證仍在者。。時而表證仍在也。。外證介於表裏之間者也。。其時則頭痛。。太陽猶未脫離頭部也。。殆心下痞鞕滿。。則沒收太陽入心下矣。。雖痞而且鞕。。亦但滿而不痛矣。。何居乎引脇下痛耶。。金匱水在脇下。。引痛爲懸飲。。又膈間支飲曰心下痞。。膈間有水亦曰心下痞。。本證膈間非積水。。祇與脇下相牽引而已。。水引風入而風先入

○○故心下之痞成○○風引水入而水不入○○故脇下之痛作○○風勁水亦勁也○○不然○○下文心下痞鞕○○何嘗非脇下有水氣○○特彼證之痞水爲虐○○而後雷鳴者腹○○本證之痞風爲虐○○而後引痛者脇也○○曷爲乾嘔短氣耶○○乾嘔亦中風所應爾○○短氣亦飲家所應爾也○○二證相交迫○○正見其風自風而水自水也○○病形由下利嘔逆後生出○○當和其裏不待言○○就令惡寒表未解○○下文解表有桂枝在○○胡計不出此耶○○彼證心下未嘗鞕○○太陽在裏可出表○○與桂則相得○○本證心下顯然鞕○○太陽在裏未出外○○與桂反相失也○○彼證宜以桂取汗○○本證可以汗續汗○○因其人漐漐之汗○○得自中風來也○○久之汗出不惡寒

者意中事。。不惡寒。尚有表證哉。。曰此表解。。何解表之捷耶。。此不過水氣沖破其風氣。。外證翻作表裏證耳。。表則微而裏則甚。。故解表易而和裏難。。曰裏未和也。。不曰痞不解也。。不攻其痞在言外。。法當和裏以和痞。。心下當和則和之。。脇下可攻乃攻之。。攻之不指實其痞。。和之則指實其裏。。和與攻。。間不容髮。。攻而和。。不溢一絲也。。十棗湯主之。。治痞先治水。。功不在禹下矣。。方旨詳註於後。。

十棗湯方

芫花熬　甘遂　大戟　大棗擘十枚

右上三味等分。各別擣爲散。以水一升半。先煮大棗肥者十枚。取八合。去滓。納藥末。强人服一錢七。羸人服半錢。温服之。平旦服。若下少。病不除者。明日更服。加半錢。得快下利後。糜粥自養。

肥大棗取用十枚。。十數居中。。和中補中定中也。。有敷土之義焉。。棗愈肥則愈厚其腸胃。。且有飴質。。取其涵接水氣。。名十棗湯者。。填虛重於攻實也。。覩其先煑大棗。。以厚集其味。。另行藥末。。別搗爲散。。以各盡其長。。芫花散之。。大戟運之。。甘遂行之。。大棗從中左右之。。合藥末專走兩旁。。限脇下爲界綫。。獨逐懸飲。。從夾縫中旋螺而下。。當然快利。。蓋引懸瀑爲曲流。。而蓄以瀉泉之石磴。。則流而不轉者十棗也。。其由三焦繞折以入迴腸者。。水道尤有孔道在也。。故特平旦溫服。。使藥奉陽令而行。。下少病不除者明日更服。。總不欲其浸淫入胃。。復酌用於强人羸人。。極量亦錢七半錢七之間。。利後仍糜粥自養。。急進水穀。。其愛惜中州爲何若。。在滌飲方中。。實精義入神之極軌。。惟對於心下痞鞕滿。。似渾不爲意。。尚疑其略。。豈知其人之心下與脇下。。長沙已一眼看破。。不啻置身於洪荒以前之宇內。。而知水患乃晦盲痞塞之根源。。故立十棗湯證爲先例。。從脇下打通其表裏。。則引邪而入者水。。引邪以出者汗。。明日遂以太陽還諸其人而不覺。。尤本方之神妙莫測耳。。是亦匡柴胡之不逮。。爲諸瀉心湯露眞詮。。攻字作和字讀

○○迴應上文下之則和之陷胸○○雖下文瀉心曰攻不曰和○○作和字之沒字碑看可矣○○

太陽病○○醫發汗○○遂發熱惡寒○○因復下之○○心下痞○○表裏俱虛○○陰陽氣並竭○○無陽則陰獨○○復加燒鍼○○因胸煩○○面色青黃○○膚瞤者○○難治○○今色微黃○○手足温者○○易愈○○

太陽病發於陰○○發汗不爲逆○○無如庸醫汗劑○○往往無相當之治法○○不特不爲汗表也○○遂發熱惡寒○○太陽遂爲寒熱所掩○○醫者因其寒熱在汗解之後○○以爲有表復有裏也○○復下之思以盡其邪○○孰意邪正一齊下○○餘邪僅及心下而止○○太陽則落在心下之下○○若無底止乎○○

書心下痞。。痞而不鞕。。無陽氣在烏乎鞕。。痞而非滿。。有陰氣在烏乎滿。。不曰按之自濡。。與但氣痞不同論。。不曰按之濡。。與但邪痞不同論。。皆由汗虛其表。。下虛其裏。。表裏俱虛之中。。有閉塞之餘地。。故痞也。。夫表者太陽之屏藩也。。用以維繫太陽之枝葉。。裏者太陽之倉廩也。。用以長養太陽之根本。。枝葉即太陽之陰陽。。謂之化。。根本即太陽寒熱。。謂之氣。。表虛則化竭。。裏虛則氣竭。。陰陽化竭氣並竭。。謂之無太陽可也。。太陰乃太陽之對耦。。特書曰無陽則陰獨。。惜其獨陰不能守。。必與陽邪相得而相從。。則其痞也。。乃邪氣陰氣偶合而成之雜氣。。無所謂之滿。。亦無所謂鞕與濡也。。醫者汗下已窮。。復加燒鍼。。心下爲火氣所觸。。因上炎於胸而煩。。此之謂內攻之火。。不能生土。。反助木尅土。。而面色青黃。。是土氣幾成灰燼。。陽氣更無所附。。甚且膚瞤者。。則眞無陽矣。。膚表欲開不開如目動故曰瞤。。無太陽以爲之開。。令其膚自開。。從何續出太陽乎。。爲難治。。今色微黃而不青。。不過中土畧被其影響。。幸而手足溫者。。可知乾陽猶根於坤內。。卽太陽繫在太陰之明徵。。於法易愈。。其難易懸殊者。。有兩因在。。一因復下之故。。沈埋太陽於太陰之下。。與寒熱離爲二。。有陽等於無陽。。一因燒鍼之故。。提升太陽於太陰之上。。與寒熱合爲一。。無陽畢竟有陽也。。假令難治以終。。豈能以一鍼贖汗下之愆乎。。不如開始勿藥之爲得也。。焉用醫乎。。合上兩條。。皆無所用瀉心湯。。本條尤着眼在陰獨。。先從心下劃淸界綫。。緣太陰支脈從胃別。。上膈注心中。。瀉心湯縱與太陽無牴觸。。恐與太陰有牴觸。。胃氣弱則陰易動故也。。

心下痞。。按之濡。。其脈關上浮者。。大黃黃連瀉心湯主之。。

書心下痞。。説到瀉心湯證矣。。結胸滿而鞕痛。。痞證滿而不痛。。上文已分別言之。。結胸脈寸浮關沉。。未嘗言及痞脈也。。本條明言關上浮。。可知結胸關沉。。痞證關浮。。脈亦有別也。。脈浮而緊。。緊反入裏節。。又氣痞與痞證之脈之別也。按之自濡。與按之濡又何別耶。自濡是病人自覺其濡。按之者不覺也。陽氣壅手而自濡。喜按者也。本證病人不自覺其濡。按之者覺之也。手摩邪氣令其濡。無取乎按不按也。然則凡痞皆濡耶。何以下文有鞕字無濡字耶。心下不過係邪假定之部位。非按之而不移。雖鞕不離乎濡。浮而鞕。就令鞕不濡而痞濡。無胸邪以壓之。故痞證有濡狀無痛狀。沈而鞕。就令滿不痛而鞕痛。有胸邪以壓之。故結胸有痛狀無濡狀也。中言之曰其脈關上浮。是徵其痞浮。其陽浮。何以多一上字耶。得毋痞脈皆關上浮耶。非也。心下痞鞕。則陽在痞中。關浮而已。卽非痞鞕

○○非陽浮痞上。○○亦不得爲關上浮。○○治關浮之痞難。○○治關上浮之痞尤不易。○○大黃黃連瀉心湯主之。○○方旨詳註於後。○○

大黃黃連瀉心湯方

大黃二兩　黃連一兩

右二味。以麻沸湯二升漬之。須臾。絞去滓。分溫再服。

金匱吐血衂血瀉心湯有黃芩。○○諸瀉心湯亦有芩。○○本方何獨去芩耶。○○黃芩徹熱兼徹其熱。○○除熱兼除其熱。○○其熱在。○○斯其陽在。○○苟陽氣非受熱。○○於芩無所取。○○柴胡故有去芩之例。○○以其疏理中空。○○苦寒中之輕浮品。○○藥力未免縱橫也。本證陽浮於熱。攻其痞勿攻其陽。藥氣不浮固不得。浮上加浮尤不得。陽氣上浮故也。去芩則不陵上矣。且有麻沸湯在。湯浮而不過於浮。用以漬藥以薄取其氣。又須臾其浮略定。絞去滓而味亦與焉。豈獨不濫與黃芩哉。特立漬藥法以宣示其德意。命其方曰大黃黃連瀉心湯。實未盡二味之長。但使痞氣一泄。而心下自通。瀉而不存謂之瀉。非傾倒之不遺餘力也。假令以水二升煑之。則氣浮於味而味沈於氣。陽氣反隨藥爲升沈。而邪已遁矣。是驅魚之網也。瀉心云乎哉。

心下痞。而復惡寒。汗出者。附子瀉心湯主之。

心下不痞則已。痞則太陽不能開也。必表解而後太陽有開機。上文表解主十棗。下文解表宜桂枝。一則指明汗出不惡寒曰此表解。一則指明發汗惡寒曰表未解。着眼不在汗出在惡寒。惡寒無可攻之例。如之何其遽主瀉心耶。特不曰惡寒曰復惡寒。不如是而復如是者。表解在言中。惡寒出意外也。虛故惡寒則有之。安有表解而復不解之表證乎。且惡寒汗出耳。非汗出惡寒也。表證安得有汗出。汗出顯然是外證。又足徵太陽已開之惡寒。非太陽未開之惡寒。表未解亦解矣。獨是陽浮不發熱。太陽雖開如未開。既非發熱汗出。將長此惡寒汗出矣。何時始見陽微出現耶。此其所以謂之痞也。。痞邪牽掣陽氣不得越。。縱太陽猶存在。。知不在外仍在裏。。五瀉心證無一書太陽病者。。走一身之表無太陽故也。。虛有其表而已。。就令惡寒表已解。。何嘗密布淸陽乎。。反不如上條除心下以外無餘證。。不至疏腠理而漏皮毛。。聊勝於惡寒汗出也。。上條太陽活動在心下。。則浮而未開。。本條太陽依稀在皮裏。。卻開而未浮。。痞證異而同。。斯攻痞同而異。。長沙又以麻沸湯進矣。。易其方曰附子瀉心湯。。對於本證。。有微尚焉。。方旨詳註於後

附子瀉心湯方

大黃二兩　黃連　黃芩各一兩　附子一枚炮去皮破別煮取汁

右四味。切三味。以麻沸湯二升漬之。須臾。絞去滓。內附子汁。分温再服。

同是瀉心湯。。前方去芩不加附。。本方加附不去芩。。同是分温再服。。前方初服痞先解。。再服開太陽。。本方再服痞乃解。。初服浮太陽。。以其以附子命方。。且煮附非漬附。。煮力先於漬力也。。附子温經者也。。主亡陽。。附子又純陽也。。主亡汗。。不取湯而取汁。。非以汁救汗。。特以汁代汗。。不事增桂令汗出。。不參入桂枝止漏汗。。第覺汁與汗合化爲氤氳。。現出似汗非汗之陽微。。温皮毛而固腠理。。令太陽受附子之賜而不知。。令心下被三黄之攻而不覺。。皆由以濃厚之汁。。和淡薄之湯。。掩八心下。而收效於無形。附子殆功在三黃之上也。於芩又何取耶。黄芩用以除太陽之熱。太陽未解脫。與陽氣活潑在關上者不同論。不去大黄又何故。痞而不鞕。陽氣未嘗陷也。儘可與大黄。況漬之而不煑。絞之而始服。絕不侵及心下之下乎。何以金匱煑三味耶。彼證主血。本證主氣。煑之正欲血下行。漬之無虞氣下陷也。

本以下之。故心下痞。與瀉心湯。痞不解。其人渴而口燥煩。小便不利者。五苓散主之。

太陽病下之。因作痞者亦其常。除卻瀉心證無別故也。若與瀉心湯痞不解。則有別故矣。況痞證不渴而其人獨渴乎。。彼轉屬陽明但心下痞。。病人纔但渴耳。。乃非但陽明病之痞。。又非但太陽病之痞。。本有太陽病而若無。。本無陽明病而似有。。是未變其本者半。。瀉心湯故尚可行。。已變其本者半。。瀉心湯故未中與也。。卽與之無如痞不解何也。。不寧唯是。。下藥陷太陽於陽明之下。。陽明反居太陽之上。。太陽必為燥氣所不容。。於是其人燥。。陽氣入則胃不和也。。胃不和則陽愈鬱。。於是其人煩。。燥渴煩亦渴。。其人方引水自救之不暇。。何暇聽命於瀉心乎。。特一水不能和二氣。。覺與飲不獨胃燥煩。。而口燥煩。。徵諸小便不利。。水精不行可知。。救法窮斯五苓出。。陽明但渴且曰宜五苓。。况非但見一證乎

○○五苓散主之○○此以水更新兩陽之捷法○○服五苓有多飲煖水之例○○本證患水少○○不同患水多之十棗證○○與生薑瀉心證也○○然則不以五苓爲後盾○○豈非瀉心湯與下藥分謗耶○○其人非痞益甚也○○湯藥猶留於心下○○將爲其人効靈而未已也○○得小便利則痞解矣○○何以心下不鞕耶○○又足徵陽明轉禁在心下○○太陽沈埋在心下之下○○太陽且不鞕○○陽明鞕乎哉○○無太陽柴胡證○○太陽不鞕而後陽明鞕○○有太陽瀉心證○○陽明雖痞無非太陽痞○○陽明本非鞕○○本非痞故也○○

傷寒○○汗出○○解之後○○胃中不和○○心下痞鞕○○乾噫○○食臭○○脇下有水氣○○腹中雷鳴下利者○○生薑瀉心湯主之○○

傷寒發汗纔汗出。。表解病亦解。。解後無所遺。。若非發汗而能以汗解者。。豈眞便宜其傷寒哉。。解之後必甚於未解之前。。以其表解病未解。。汗出則邪入。。汗從胃中出。。邪從胃中入。。大都胃中不和所致。。況陽氣入則胃不和。。尤爲太陽入裏之明徵。。度亦胃中有水氣者歟。。邪氣陽氣與水氣混爲一。。則旋渦在胃。。胡心下猶劇於心下之下耶。。書心下痞鞕。。心下之不和不待言。。隔絕胃中不待言。。觀其食氣入胃可知矣。。食入而濁氣不能歸於心。。遂上走心爲噫。。其噫氣不載津液而出則乾噫。。較諸善噫有微甚。。亦上焦竭之見端也。。能噫便不能消穀。。其食穀不偕氣味而入則食臭。。與惡聞食臭有異同○○亦胃無氣之見端也○○究有何物以爲之梗耶○○得毋心下有水氣耶○○夫使水在心下○○則現小青龍湯證矣○○欬喘嘔噎則有之○○未有乾噫食臭也○○少腹滿則有之○○未有心下痞鞕也○○曰脇下有水氣○○殆髣髴十棗湯證歟○○特彼條是中風○○當汗偏未汗○○先下利而後汗出○○裏未和先於表解也○○本條是傷寒○○無汗反得汗○○先汗出而後下利○○表解先於胃不和也○○彼條邪乘水入○○水氣還於脇○○故引痛續汗出○○未嘗波及於腹也○○本條水牽邪入○○水氣及於腹○○故雷鳴而下利○○未嘗涸還於脇也○○獨是水無有不下○○假令脇水一傾如奔泉○○從水穀之海○○運尾閭而去○○寧非快事○○胡心下痞鞕如故耶○○玩

雷鳴二字。。正形容兩水激射之濤聲。。胃水且未竭。。遑欲饕脇下之水乎。。且雷聲不在胃而在腹。。腹者地氣所從上也。。地氣提挈脇下之懸飲。。轉而懸諸心下膈。。一若陰霾之懸於碧落。。水在半空者然。。金匱謂心下痞膈間有水氣者。。類如斯也。。經謂陽氣者閉塞。。地氣者冒明。。亦如是也。。蓋脇下之水自有而之無。。膈間之水遂自無而之有。。故雖脇下不言痛。。比十棗證尤爲茫昧。。異在心下不言滿。。比十棗證略爲從容。。半夏瀉心湯似中與而未盡中與也。。計惟變通半夏瀉心乎。。生薑瀉心湯主之句。。詳註方後。。

生薑瀉心湯方

生薑四兩切　甘草三兩炙　人參三兩　乾薑一兩　黃芩三兩
半夏半升洗　黃連一兩　大棗十二枚擘
右八味。以水一斗。煑取六升。去滓。再煎。取三升。温服一升。日三服。

上下文瀉心湯無生薑。。可見凡瀉心無取生薑矣。。有生薑恐心下之邪聚而復散也。。柴胡有生薑而主解。。上文以瀉心易柴胡。。柴與薑皆脫離心下也。。十棗無生薑而主攻。。彼方設以生薑佐十棗。。薑與棗便放鬆脇下也。。本方又何取耶。。生薑去穢惡者也。。乾噫食臭則淸道濁。。非穢惡未去而何。。生薑通神明者也。。雷鳴下利則陽道晦。。非神明不通而何。。一味薑便打通心下之下。。方克盡半夏瀉心之長。。生薑宜功在半夏之上。。去水乃其餘事耳。。尤妙以芩連瀉心。。以諸藥和胃。。脫胎柴胡湯方以和胃。。仿行柴胡煎法以瀉心。。十棗則指明水氣之去路曰得快利。。本方不明言水氣之去路但日三服。。服五苓不患其水多。。服本方似患其水少。。緣金匱有小半夏加茯苓湯在。。爲心下痞膈間有水氣而設。。吾初以爲茯苓較爲勝任也。。吾三復胃中不和四字。。始悟四飲五水。。無非不受氣於胃。。爲水穀之海所不容。。胃和則水而精矣。。痰飲門無水在胃三字。。水氣門無水在胃三字者。。胃中自有游溢精氣之餘地也。。豈所論於氾濫無歸之水乎。。小青龍二證皆曰心下有水氣。。曷嘗濫與茯苓

乎○○

傷寒○○中風○○醫反下之○○其人下利日數十行○○穀不化○○腹中雷鳴○○心下痞鞕而滿○○乾嘔○○心煩○○不得安○○醫見心下痞○○謂病不盡○○復下之○○其痞益甚○○此非熱結○○但以胃中虛○○客氣上逆○○故使鞕也○○甘草瀉心湯主之○○

書傷寒○○忽書中風○○非風寒兩感也○○乃陰陽俱發也○○以其人陽氣勝○○尚有反闔爲開之勢力○○寧受風○○不受寒○○寧爲陽○○不爲陰○○就合表證外證不明瞭○○陰陽自和者必自愈○○奈何醫反下之○○其人雖爲下藥所操縱○○其太陽不爲下藥所操縱○○傷寒中風如故也○○其人必吃虧在下利○○或日數行○○或日十行○○頻頻傾下胃中之水○○

爲可惜耳○○然下利則亦已矣○○何來穀不化之怪狀耶○○本論下利清穀則數見○○惟穀不化則本條僅一見○○下至三陰篇及霍亂門俱未之見也○○不知下利清穀是水穀不別○○爲土氣不固之明徵○○穀不化則水穀仍別○○爲土氣尚固之明徵也○○且腹中雷鳴○○又爲全論所無○○本條與上條所獨具也○○上條雷鳴利未畢○○是地氣轉移其水氣○○本條利畢始雷鳴○○又地氣轉移其邪氣○○要皆地氣上之發聲故曰雷○○地氣上則有陰翳而無陽光○○氣門未閉亦閉矣○○太陰開轉令太陽闔○○晝日一變爲晦冥○○於是乎心下痞○○痞可也○○乃曰痞鞕而滿○○何又多一而字耶○○鞕字非從痞字生出○○當從滿字看出○○必太陽仍在表

入裏者邪氣而已。書乾嘔。邪僅在心下。與穀相拒故乾嘔。書心煩。邪獨在心下。無陽守衛故心煩。書不得安。心與胃不相得。心不得胃和。胃不得心安也。此醫家共見之心下痞。僉謂病不盡。誠如其不盡也。惟恐不及復下之。彼以爲下痞兼下滿也。孰意其滿雖微。其痞益甚。滿爲假相。痞乃眞相。卽鞕亦非眞相也。明辨之曰此非熱結。不曰此非邪結。彼邪結卽熱結者。邪并於陽則熱。痞中有陽也。彼則是而此則非。非并於陽。宜其邪結非熱結也。不然。此證曷嘗是寒結。但以胃中虛。客氣上逆。客氣之熱是客熱。不同陽氣之熱是主熱。虛有之熱能久長乎。正惟其中虛也。。胃中不滿胃上滿。。正惟其上逆也。。滿處不鞕痞處鞕。。痞本非滿。。非鞕氣使之滿。。滿本非鞕。。非痞氣使之鞕。。當求其故於太陽。。並求其故於下藥。。下藥不能陷其人之陽氣。。祗能逆其人之客氣。。故不使陽氣鞕。。徒使客氣鞕也。。如欲主勝而客負。。將下逐客之令乎。。毋寧柔和其鞕也。。甘草瀉心湯主之。。方旨詳註於後。。

甘草瀉心湯方

甘草四兩　黃芩三兩　乾薑三兩　半夏半升洗

大棗十二枚擘　黃連一兩

右六味。以水一斗。煑取六升。去滓。再煎。取三升

○温服一升。日三服。

金匱嘔而腸鳴。○○心下痞者主半夏瀉心。○○與腹鳴乾嘔有異同。○○要以半夏命方爲最當。○○蓋病所在心下。○○適當心膈之半故也。○○本方不過去人參耳。○○不君半夏君甘草。○○胡奚落半夏耶。○○吾謂君甘草非不足盡半夏之長。○○君半夏反愈形甘草之短。○○三兩甘草鍼對痞非鍼對鞕。○○四兩甘草鍼對鞕亦鍼對痞也。○○諸藥受氣於甘。○○能使客氣之鞕從滿處消。○○能使邪氣之痞從結處除。○○一若服半夏瀉心如前法。○○未嘗專服甘草瀉心也。○○甘草代行稼穡者也。○○甘味回則穀氣將無而復有。○○客氣遂自有而之無。○○其人病不盡而淨盡。○○五瀉心湯甘草凡三見也。○○設十棗湯易用甘草。。則藥末又從甘而犯中。。設大黃黃連瀉心附子瀉心有甘草。。則藥味又過厚而留中矣。。甘草氣味甘平。。且不輕用。。況在別藥。。所異者本方無參。。胃虛胡不用參耶。。不知重甘則參爲贅疣。。且客氣已反客爲主矣。。不慮人參之反主爲客乎。。邪氣方以客氣爲傀儡。。人參又爲客氣之傀儡。。恐謂病不盡者更接踵而來。。復以他藥下之者。。在所不免也。。

傷寒。。服湯藥。。下利不止。。心下痞鞕。。服瀉心湯已。。復以他藥下之。。利不止。。醫以理中與之。。利益甚。。理中者。。理中焦。。此利在下焦。。赤石脂禹餘糧湯主之。。復利不止者。。當利其小便。。

生薑瀉心證。。利在上焦也。。觀乾噫可知。。金匱上焦竭善噫是也。。甘草瀉心證。。利在中焦也。。觀穀不化可知。。金匱中焦未和不消穀是也。。本條則利在下焦矣。。金匱下焦竭失便不能自禁制。。何難下利不止乎。。況傷寒妄服不經之湯藥。。湯者蕩也。。流蕩無停。。故下利不止。。獨是上文中風下利無不止二字。。傷寒下利無不止二字。。就如傷寒中風下利日數十行。。未嘗曰利不止也。。不止必有邪在。。湯藥已將邪氣打成兩橛。。在下焦者半。。在心下者半。。宜其心下痞。。痞而鞕。。且將陽氣衞氣滚作一團。。半為陽氣鞕。。半為衞氣鞕。。衞氣出上焦。。與陽氣相得故合為鞕。。不同客氣出胃中。。與陽氣不相并故獨爲鞕○○甘草瀉心不中與○○殆服半夏瀉心湯○○庶與陽氣無枘鑿○○略與衞氣有差池○○觀其服湯已○○已者止也○○藥氣衞氣俱止而不行○○痞卽欲解○○鞕必未解○○緣衞氣卻邪○○藥氣瀉邪○○兩氣相左○○遲遲未效者有之○○乃曾不稍緩須臾○○復以他藥下之○○同是利不止○○他藥顯爲湯藥之續○○醫以爲前此之利不暇顧也○○轉以理中與之○○其亦知所變計者歟○○豈知中焦之水○○壑下焦則有餘○○償下焦則不足○○利未畢必利益甚○○理中反爲他藥任咎也○○一爲顧名思義○○理中者理中焦○○不能兼顧下焦也○○此雖利在中焦○○無非趨勢在下焦○○中焦以不理理之可也○○然則反對理中以立方耶○○假令復以他

藥易理中。。不理則亂。。下利寧有底止乎。。赤石脂禹餘糧湯主之。。補理中之短。。以盡濇心之長。。非徒以土止水也。。從卑下以塞其流。。翻作上界之霖雨。。心下且藉水氣爲轉移。。二味藥有神禹之遺澤存焉也。。顧利止而復利不止者又何耶。。得毋又蹈理中覆轍。。令他藥更得以辯謗耶。。正惟誤下之藥。。一再利其大便。。非利其小便。。致趨下之邪。。不利其小便。。復利其大便。。大便無餘力以去邪。。小便有餘力以去邪。。則不當重利其大便。。當利其小便。。五苓差勝於他藥。。卽凡利小便之藥。。儘可以代五苓。。蓋下焦升則上焦降。。下焦之邪固從小便去。。心下之邪亦從小便去也。。

赤石脂禹餘糧湯方

赤石脂一斤碎　禹餘糧一斤碎

右二味○以水六升○煑取二升○去滓○分三服○

二味純是土質○○皆大禹敷土之遺○○一蘊土中取其脂○○一生池澤稱爲糧○○本草經相提並論○○曰不飢輕身延年○○殆治水功成之後○○特留此以餉饋人間者也○○獨是本方明爲利在下焦而設○○塞其下之通○○果通其上之塞耶○○土氣無竅而不塞○○水氣則無竅而不通○○九竅爲水注之氣也○○況二便顯分爲二竅○○用能別迴腸而分清濁者○○下焦之前竅有去路故耳○○既堵塡其後竅○○則前部如經隔水之沙○○小便從無不利之理○○禹餘糧且可鍊餌服

。。可悟其息息相通矣。。其復利不止之原因。。豈防堵之未固哉。。乃下趨之邪不知止。。非大便不知止也。。設不圖其大便而圖其小便。。決瀆之令行。。自邪從前部去。。就以尋常利水之湯藥。。得與有其功也。。不然。。五苓散具在。。長沙不復與他藥較短長。。但聽之曰當利其小便。。利小便又何難之有。。誤下者大有補過之餘地也。。予人以自新之路。。而出以寬假之詞。。吾欲感深而涕出矣。。

傷寒。。吐下後。。發汗。。虛煩。。脈甚微。。八九日。。心下痞鞕。。脇下痛。。氣上衝咽喉。。眩冒。。經脈動惕者。。久而成痿。。

傷寒若先發汗。。治不爲逆。。乃吐下後始發汗。。爲逆著矣。。吐後則邪從胸入。。下後則邪從膈入。。勢必以心下爲宅窟。。况發汗則心液不足以供。。卽心不煩亦虛有其煩。。營血不足以供。。卽脈不微而幾甚於微。。心之煩。。煩在脈。。故曰虛。。脈之微。。微在心。。故曰甚。。宜其八九日過七日經盡之期。。太陽尚不出以衞外。。其經氣不輔脈氣而行可概見。。故同是心下痞鞕也。。上條陽氣衞氣合爲鞕。。本條又陽氣營氣合爲鞕矣。。書脇下痛。。有飲則脇下引痛。。無飲以爲之引。。必陽樞不轉故氣傷痛。。書氣上衝咽喉。。咽喉乃水穀之道路。。三焦亦水穀之道路。。衞氣從上焦衝出。。而中止於咽喉。。營不隨衞行

○○故衛氣脫離行○○書眩冒○○水飲有眩有冒有冒眩○○若無飲而眩冒○○是宗脈不聚於目發爲眩○○地氣又從而冒之○○所具各證○○固爲五瀉心證所無○○尤非痞證應有之脈○○醫者又從何下手乎○○抑置餘證於不問○○聊服瀉心乎○○能瀉心焉能瀉脈○○其十二經中之動脈○○皆斷梗於心下而不行○○以一部分之藥力○○能打通各部之經脈乎○○惟望再過七日○○脈氣流經○○庶經氣流脈○○庸有勿藥之占○○若經自經而脈自脈○○脈動則經惕○○經惕則脈動○○經脈似合而實離○○八九日尚如此○○久則可知○○其何以榮陰陽○○濡筋骨○○利關節乎○○久而成痿○○無待著龜矣○○

傷寒。發汗。若吐。若下。解後。心下痞鞕。噫氣不除者。旋覆代赭石湯主之。

傷寒與上條同。惟汗吐下先後不同。後發汗則奪其營血。先發汗未嘗奪營血也。不過發水穀之悍氣而已。若吐若下。徒多此二舉。以掃蕩餘邪。解後又惹出風潮矣。書心下痞鞕。非明明邪氣陽氣俱未解哉。未解以前病在表。既竭上焦之衞氣以解表。發汗非無裨於太陽。若吐下轉牽入其病形。宜乎痞鞕不在表解之前。轉在表解之後。上文下利不止是衞氣不能出。鞕中有衞氣在。本證解後不愈是衞氣不能續。鞕中無衞氣在。祇有噫氣而已。噫字从音呃。噫而不乾。噯氣之密者也。。金匱謂上焦竭善噫。。衛出上焦。。衛氣除故噫氣不除。。不除則着。。着則鞕。。非止陽氣鞕也。。上條營氣變爲痿。。本條衛氣變爲噫。。猶乎胃氣變爲客。。水氣變爲雷。。諸氣皆迷離於若隱若現之中。。此其所以謂之痞也。。痞證不明言陽氣內陷。。心下因鞕者。。其鞕因非一氣所能盡。。與結胸之鞕有異同。。且或鞕或不鞕之內容。。非予人以共見也。。醫者除汗吐下三法外。。遑敢以他藥嘗試乎。。就以本證論。。卽服瀉心湯。。尚有遺也。。上條長沙不主治。。人將束手以待其瘻。。脫令本條不出方。。吾欲掩卷矣。。旋覆代赭石湯主之句。。詳註方後。。

旋覆代赭石湯方

旋覆花三兩 人參二兩 生薑五兩切 代赭石一兩

大棗十二枚擘 甘草三兩炙 半夏半升洗

右七味○以水一斗○煑取六升○去滓○再煎○取三升○溫服一升○日三服○

噫氣不能除也○○除噫則除中矣○○不除云者○○指噫氣與陽氣相束縛○○不能化除其鞕氣○○便無餘氣還入胃中耳○○非當剗除之謂也○○內經曰上走心爲噫○○又曰心爲噫○○是心下正噫氣鬱而欲宣之隙○○仲景方愛惜其噫之不暇○○擴而充之○○化噫氣爲衞氣○○纔是本方眞詮也○○觀其君用旋覆赭石○○覆花入肺○○赭石入腎○○已具通天手眼○○蓋肺爲氣口○○腎爲胃關○○肺腎通而後胃氣有出納

○○肺者氣之本○○腎者精之處○○精氣勝而後水穀有羨餘○○况旋覆鹹而有濁味○○赭石黃而有穀色○○水穀之濁者爲衞○○二味又適肖衞氣乎○○其餘人參薑夏甘棗○○悉本內經消息噫氣之旨○○補足太陰陽明○○調和眉本而已○○去苓連而重生薑者○○正恐苦寒傷胃○○特以辛散助行衞氣耳○○看似對於心下渾不加意○○吾謂七味變通瀉心湯○○却不離乎瀉心法○○瀉心湯順取心下之邪○○藥力不侵入心下之下○○本方逆取心下之邪○○藥力先轉移心下之下○○說者徒以鎭逆二字爲方下註脚○○不知長沙正取地氣之上○○涵接天氣之降○○爲更新衞氣之餘地也○○蓋以大塊之噫氣視噫氣○○從無破除大塊之理○○攻痞且有間

○○除噫云乎哉○○

下後○○不可更行桂枝湯○○若汗出而喘○○無大熱者○○可與麻黃杏子甘草石膏湯○○

汗後不可更行桂枝○○已非正軌○○下後不可更行桂枝○○尤屬不經○○此亦倒裝文體○○語氣從下二句生出○○與發汗後節同○○首易發汗二字○○末無主之二字○○其餘字句同○○宜諸本疑爲錯簡矣○○不知汗後下後○○病因不同○○見證則同而異○○主治又異而同○○而後見兩證可作一證看○○一方可作兩方用也○○纔下筆便撇開桂枝者○○彼條反承上文汗後更行桂枝○○本條反起下文下後更行桂枝也○○何以不曰不可行葛根芩連耶○○彼條喘而汗出○○是

汗迫爲喘。。着眼汗字。。本條汗出而喘。。是喘迫爲汗。。着眼喘字。。兩證仍不相涉。。其與汗後相髣髴者。。彼條太陽夾在皮之裏。。肺之外。。喘證之變態也。。本條太陽夾在心之後。。肺之前。。又痞證之變態也。。上文痞狀在東南。。地之痞連於天。。本條痞狀在西北。。天之痞連於地。。言喘不言痞者。。心下之後則痞。。心下之前。。非共見其痞也。。書無大熱。。皮毛不熱。。皮毛之裏則熱。。汗後汗浮其熱。。而收其熱者喘。。下後喘浮其熱。。而裹其熱者汗。。故二證均以無大熱三字點熱字。。要其汗爲喘所持。。皮爲肺所合。。旋開而旋闔之病形則一也。。喘家無單行桂枝之例。。加樸杏又遺其熱。。曰可與麻黄杏子甘草石膏湯。豈有兩可之湯乎。此爲借治法。故不曰主之也。

太陽病。外證未除。而數下之。遂協熱而利。利下不止。心下痞鞕。表裏不解者。桂枝人參湯主之。

太陽發於陽病。外證非表證。尙待言耶。書外證。正見其趨勢向外。始終必從外解也。書未除。正見其在外爲固。藥石不能盡移也。奈何下之不已而數下之。不除其外除其熱。外證如故而熱邪不如故。遂協熱而利。利下不止。縱熱盡邪未盡。不遺熱燄於身外。必遺寒分於太陽。緣寒下之藥牽入太陽。陽氣不能帶熱而入者。不能不冒寒而入。寒入心下便爲表。則有外

復有表也明甚○○熱不入心下已爲裏○○則有表復有裏也
又明甚○○深入者表○○而橫肆者裏○○是心下一層表○○間
隔一層裏○○宜其脫離一層外○○病形愈縮而愈窄○○殆痞
鞕之最窘者歟○○申言之曰表裏不解○○非淺識者所能解
也○○法當不解表之解表○○不解裏之解裏○○以解外之法
正解表○○以溫裏之法反解裏也○○獨外證非藥力所能除
○○惟太陽能除之○○還太陽以出外○○開外卽除外矣○○此
雖瀉心證具○○不可更行瀉心湯○○奚事叮嚀乎○○上條熱
未除而喘未罷○○無形之痞爲獨殊○○本證熱已除而利不
止○○有形之痞爲特異○○上文寒實結胸有小陷胸湯在○○
本證寒入成痞無小瀉心湯在也○○桂枝人參湯主之○○何

其與瀉心湯似相懸絕乎。方旨詳註於後。

桂枝人參湯方

桂枝四兩　甘草四兩炙　白朮三兩　人參三兩　乾薑三兩

右五味。以水九升。先煑四味。取五升。納桂枝更煑。取三升。温服一升。日再服。夜一服。

本方是理中加桂耳。上文明明醫與理中利益甚。彼非作熱利也。若下利由協熱而來。就令利在中焦。與理中無牴觸耶。理中逆治寒。大可從治熱。中焦藥不能移作下焦用。儘可移作上焦用。善用之不獨以理中焦見長。不名理中加桂者。活看理中者也。且以理中佐桂枝。非以桂枝佐理中。觀其先煑後納。桂枝顯先四味而行。。必先解表而後解裏可知。。異在非解表之表。。乃解裏之表。。逆取心下。。不瀉心之瀉心也。。非解表之裏。。乃解外之裏。。反針熱利。。不理中之理中也。。方名但提桂參者。。桂枝能護送心下之陽。。復回在外。。人參能追逐心下之邪。。同歸於裏。。餘藥不過進入一層則解表。。退出一層又解裏焉已。。病形分三截。。故服藥分三次。。日服以解表。。夜服自除外。。日服解遺寒。。夜服盡餘熱。。此變通桂枝湯也。。與上條變通麻黃湯。。同一手眼也。。

傷寒。。大下後。。復發汗。。心下痞。。惡寒者。。表未解也。。不可攻痞。。當先解表。。表解乃可攻其痞。。解表宜桂枝湯

○○攻痞宜大黃黃連瀉心湯○○

本條看似凡瀉心湯皆攻痞湯也○○換言之則曰表解乃可瀉其心○○何以五瀉心證獨一條曰解之後○○不曰表解之後耶○○太陽不開謂之表○○陽氣閉塞謂之痞○○是表未解足徵明其痞○○上條初非外證未除哉○○且有不解之表在○○況傷寒爲病在表○○顯非外證乎○○如謂表未解以惡寒故○○附子瀉心湯證寧非復惡寒○○本證胡叮嚀若是○○吾謂長沙非爲瀉心示禁○○爲攻痞二字示禁○○瀉心湯中獨大黃一味是攻藥○○此外非攻藥也○○與十棗之禁同一例○○其他禁不勝禁之湯藥及他藥○○當以大黃爲殷鑒也○○何以本證獨可攻痞耶○○痞非可攻○○其痞乃可攻○○攻痞

或置陽氣於不顧。。攻其痞方不攻其陽。。曷不行半夏瀉心耶。。大下後復發汗。。柴胡證罷已久。。病形之積重亦深。。必不得已而攻。。半夏非大黃之比也。。胡尚惡寒耶。。太陽不能走一身之表。。汗後故惡寒。。非惡寒邪也。。惡其表未解。。因生外寒也。。假令表欲解。。卻發熱汗出而解矣。。卽不發熱。。亦不惡寒矣。。曰不可攻痞。。痞而不鞕。。攻之何傷。。不知大下後已罄其所有。。復發汗則心下之虛如空谷。。陽氣反覺其從容。。雖陷不爲鞕。。若認爲攻痞不攻鞕則誤矣。。曰當先解表。。表不自解也。。其陽不鞕。。太陽無反闔爲開之能力。。勿袖手以待其解也。。表解矣。。其表其陽無恙在。。其痞乃純然是表邪。。

可攻也○○就令復惡寒汗出○○有附子瀉心湯在○○不復惡寒汗出○○有大黃黃連瀉心湯在○○獨本證汗後不可更行麻黃湯○○大可更行桂枝湯○○桂枝不能解麻黃證之表○○卻能解桂枝證之表○○蓋無外證之可解○○故不曰解外曰解表○○亦非實有表證之當解○○解表無非解外○○惟桂枝爲能解太陽出表以衞外焉已○○何以不曰發汗宜桂枝耶○○以桂治惡寒○○非以桂更發汗也○○不曰救表宜桂枝又何如○○解表救太陽○○非救表解太陽也○○不曰攻表宜桂枝又何如○○因太陽未開故表未解○○非因表未攻故太陽未解也○○曰攻痞宜大黃黃連瀉心湯○○四瀉心湯又不宜矣○○獨是以麻沸湯漬之未嘗煮○○欲緩其攻耳○○尙不免

有攻力之存。。何以結胸證明明表未解。。行陷胸又毫無顧忌耶。。陷胸與心下之鞕無牴觸。。攻痞則不惟明犯有形之鞕。。尤恐瞞犯無形之鞕也。。能陷胸未必能瀉心。。能瀉心庶可與言陷胸。。大黃黃連特其例耳。。

傷寒。。發熱。。汗出。。不解。。心中痞鞕。。嘔吐而下利者。。大柴胡湯主之。。

痞證亦發熱耶。。上文無大熱且不明言其痞。。就如結胸。。但小有潮熱。。及無大熱耳。。非發熱也。。先發熱而後作結胸作痞則有之。。安有陽氣已鞕。。尚有發熱之能力乎。。痞證縱非盡鞕。。亦無發熱之隙也。。況痞鞕乎。。惟柴胡證卻發熱汗出而解耳。。即不解度亦柴胡證仍在。。

瀉心湯又不中與之。吾獨疑柴胡證是脇下痞鞕。與心下痞鞕有異同。上文痞狀故有禁柴之例。吾又疑心中與心下。其間不能以寸。柴胡瀉心若兩岐。兩中與而不盡中與也。且嘔吐而利名霍亂。理中湯具在。醫者胡又計不出此耶。書傷寒。非本是霍亂也。無頭痛狀。無惡寒狀。不獨與霍亂異。與傷寒亦異。尤異在傷寒是發於陰。發熱汗出卻不解於陽。顯分太陽爲兩截。手太陽不痞不鞕半在外。足太陽且痞且鞕半在裏。上條表解則太陽開。本證太陽半開仍不解。不解則亦已矣。非反下之。因何痞耶。因傷寒不惡寒。明是表邪入裏之確證。非必其心下素有痞也。邪逆衛氣而入於上焦。則病形先在心下膈。陽氣復從衛氣而出於上焦。由膈而胸而膚表。必經心部之前。手太陽之脈絡心故也。無如足太陽獨斷梗於心部之中。反移心下之病形。印入其包絡。轉覺心中痞鞕。而心下不痞鞕。此固足太陽之末路。是亦寒邪望心中而不敢逞。不復窮追其太陽。遂趨勢在心下之下。如初得霍亂者然。曰嘔吐而下利。多下字。形容其下注特甚也。何以尚作痞耶。痞狀不過表邪蓋上之翳氣耳。非邪客心中也。自心以下顯非柴胡證。心以上尚髣髴有小柴證在。以其衛氣開發。猶有發熱汗出之外容。亟須小柴胡湯以解外也。意者無所用大柴胡湯下之矣乎。曰大柴胡湯主之。聽其下之盡。痞解鞕自解。並發熱汗出而胷無。痞證無下法而有下湯。補行大柴。迴應十棗。反結瀉心也。嘉言元御中字易下字非。

病如桂枝證。頭不痛。項不强。寸脈微浮。胸中痞鞕。氣上衝咽喉。不得息者。此爲胸有寒也。當吐之。宜瓜蒂散。

病如桂枝證。同是桂枝病。證不如桂枝病。異在桂枝證。不相如於相如。作一如桂枝證論可也。頭不痛又非如平日之頭。項不强亦非如平日之項。不上太陽之頭項。必有墜低桂枝證之痛强。寸脈微浮。如不浮之浮。關尺又不如寸脈之微浮。僅見一綫桂枝脈。桂枝證非遁乎哉。。書胸中痞鞕。。尤爲桂枝證所無。。得毋結胸痞證。。二者必居其一耶。。非也。。不書關沉。。是無結胸之脈。。不書關浮。。是無痞證之脈。。且結胸心下鞕而胸不鞕。。痞證心下痞而胸不痞。。上條心中痞鞕且不行瀉心。。上文時如結胸。。心下痞鞕且不與陷胸。。若認胸中痞鞕爲結胸證具。。痞證亦具。。瀉心患猶小。。陷胸則患大矣。。曰氣上衝咽喉。。出喉嚨者胸中之宗氣也。。積其氣以行呼吸。。若舍喉嚨不上。。而上衝咽喉。。是封喉嚨之呼吸。。必無定息之足言。。其不得息也。。可知其胸之所有矣。。曰此爲胸有寒。。非些小本有寒分。。胸有桂枝證之寒。。其寒陽。。不同胸有麻黃證之寒。。其寒陰。。

上條心中變痞鞕。。是柴胡證之變相。。本條胸中變痞鞕。。乃桂枝證之變相。。前路痞鞕無吐法。。惟親上之寒曰當吐之。。不當汗之下之。。吐出桂枝證。。自無桂枝病也。。曰宜瓜蒂散。。非撇開桂枝也。。如藏桂枝證於痞鞕之中。。爲瓜蒂證之標準。。猶如藏柴胡證於痞鞕之中。。爲陷胸瀉心證之標準。。柴桂證產出種種痞鞕證。。非痞鞕證產出柴桂證也。。方旨詳註於後。。

瓜蒂散方

瓜蒂一分熬黃　赤小豆一分

右二味。各別擣篩爲散。已。合治之。取一錢七。以香豉一合。用熱湯七合。煑作稀糜。去滓。取汁。和散頓服之。不吐者。少少加。得快吐乃止。諸亡血虛家。不可與瓜蒂散。

瓜蒂非快吐品也。金匱太陽中暍一物瓜蒂湯無吐字。況一分瓜蒂。與二七個之相去耶。本篇梔子豉湯有得吐二字。而梔子厚樸梔子乾薑無香豉。亦曰一服吐。是吐在梔子湯。非吐在香豉也。赤小豆之不吐。更不待言矣。何以化而裁之。取汁和散。便成吐劑耶。本方不獨宜於太陽。且宜於厥陰。彼條曰病在胸中。當須吐之。長沙獨一無二之方旨。不可得而聞矣。大抵瓜取象於胃。蒂取象於喉。瓜受氣於其所生。必還其氣於所生。不斷其生氣者蒂爲之也。赤小豆不過調和穀氣。香豉不過更新衞氣耳。用能噴翻胃中之悍氣。逆卻胸中之邪氣。是又稀糜之反動力。莫之致而致。非入口卽吐也。曰不吐者少少加。乃迎機而導之詞。曰得快吐乃止。非續得藥力之功也。得太陽之開機一動。爲水穀之精力所轉移。快吐則邪盡。藥卽未盡。亦止乎其不得不止者。乃病機使之然也。曰諸亡血虛家不可與瓜蒂散。亡血虛家安得有桂枝證。舉不如桂枝證者作陪客。爲吐法示機宜。蓋非逆取不能吐。語氣是愛惜胃氣之逆。豈因瓜蒂之峻而加慎。欲人以他藥濫充乎。

病。脇下素有痞。連在臍傍。痛引少腹入陰筋者。此名臟結死。

書病字。不冠太陽字。臟結無陽證。雖得太陽病。亦無太陽證。故不目之爲太陽。無論傷寒中風。皆作劇病論矣。彼臟結證不過如結胸狀耳。未嘗有痞狀也。臟與胸雖關隔。兩脇猶有交通之餘地。藉厥陰爲獨使。默運其中見之陽。庶亦苟延殘喘也。奈何其脇下素有痞。則厥陰之使路絕。少陽之生機盡矣。且連在臍傍。直接天樞之位。天樞一窒。豈獨不往來寒熱已哉。並往來寒熱之樞紐。亦廢而無用。一任其痞之日甚一日。而安之若素而已。夫心下痞則不痛。脇下痞則容易痛。以脇下爲厥陰肝脉。經曰邪在肝則兩脇中痛

○○又曰脇肋與少腹相引而痛○○痛非盡於少腹也○○陰筋纔是少腹之盡頭○○痛固入陰筋○○並收引少腹入陰筋○○一若陰筋之痛○○倍於少腹者然○○厥陰之脈絡陰器○○非痛絕陰器不止也○○特無病則痛未作耳○○病則動其久客之寒○○寒氣多故痛○○卒然痛死不知人者有之○○況兩陰交盡而盡於厥陰○○氣不復反○○有不立斃乎○○不死於病而死於痞○○不死於痞而死於結○○此名臟結死○○非傷寒死臟結○○乃臟結死傷寒也○○

傷寒病○○若吐○○若下後○○七八日不解○○熱結在裏○○表裏俱熱○○時時惡風○○大渴○○舌上乾燥而煩○○欲飲水數升者○○白虎加人參湯主之○○

傷寒病○○表證也○○其表不解者不可與白虎湯○○下文已叮嚀矣○○況不發汗而吐之下之乎○○書若吐若下後○○表不解可知○○又況明明七八日不解乎○○不知七八日寒邪之勢力已減○○即不減亦化寒爲熱○○書熱結在裏○○無裏證之裏證○○表而裏也○○表在裏不解者也○○書表裏俱熱○○裏熱透出表熱○○無表證之表證○○裏而表也○○裏在表不解者也○○且時時惡風○○不曰惡寒○○表狀又可作外狀論○○以其時時覺有襲其表之外風○○非時時覺有閉其表之表寒○○故第惡風以煽其熱○○未嘗惡寒以困其熱也○○書大渴○○大熱故大渴○○但熱結則莫測其熱○○大渴可以形容其熱○○書舌上乾燥而煩○○聚熱徵於舌○○一層乾燥

一層煩。看似舌熱甚於表裏熱。此所以合表裏而言曰俱熱。兩熱非一水所能救。大渴不過聊慰其舌上。無如愈渴愈有飲水之大欲者存。若視數升水與一杯水無異也。夫既飲多不獨不解熱。並不解渴。又何取於水乎。必極其量而以數升償者。殆亦不得於穀而求於水。惟水精生穀。惟穀精生汗。引水以續其汗。欲熱從汗解也。設非霹靂其熱。從何得汗乎。白虎加人參湯主之。上文大汗出後節。以本方止汗。從外徹入裏。本條未經汗出。以此方發汗。從裏徹出表。是一方而兩用也。解熱而不用柴。此又匡柴胡之不逮矣。

傷寒。無大熱。口燥渴。心煩。背微惡寒者。白虎加人參湯主之。

惡風主白虎。已奇。惡寒主白虎。尤奇。惡風卽惡虎也。風從虎者也。況惡寒哉。惡風惡寒。誠與白虎有抵觸。然使非格拒白虎。則虎威不振矣。不寧惟是。其熱由傷寒所致。設並寒邪之本相。無一隙之呈露。以何者爲熱化之證據乎。同是傷寒。一則表裏俱熱。其熱顯。一則無大熱。其熱微。一則七八日後纔見熱。其熱漸。一則七八日前先見熱。其熱驟。一則大渴舌上乾燥而煩。煩在舌無津。一則口燥渴心煩。煩在心無液。觀於彼。絕不同於此。又以何者爲白虎證之標準乎。書惡風。邪從太陽之陽化熱也。陽動風亦動時時則動多於靜。故惡風以煽其熱。非汗出惡風之比也。書微惡寒。邪從太陽之陰化熱也。陰靜寒亦靜背爲人身之最靜。故惡寒以閉其熱。非通體惡寒之比也。假令上條惡寒不惡風。傷寒日久尙惡寒。何得爲熱。假令本條惡風不惡寒。傷寒未久便惡風。何從化熱乎。况惡風是太陽之陽之知覺。惡寒是太陽之陰之知覺。假令太陽之知覺胥無。是無太陽以禦熱。就令白虎可以除熱。其太陽或轉瞬而亡。恐白虎不能負此重咎也。然則不惡寒反惡熱。可行白虎耶。本論無反惡熱之白虎證也。白虎動物之最動者也。必其熱靜卽動仍是靜。白虎始中與也。不然。發熱而渴不惡寒爲温病。以薄弱之太陽。爲浮亢之温熱。熱有動而無静。能保其必任受白虎哉。縱加人參。不過爲解渴計耳。豈有裨補於太陽乎。敢曰白虎加人參湯主之乎。

傷寒。脈浮。發熱。無汗。其表不解者。不可與白虎湯。渴欲飲水。無表證者。白虎加人參湯主之。

本條驟讀之。一若首數句卽其表不解之明徵。亦卽無表證句之反徵也。一若渴欲飲水無表證二句。纔是白虎證。餘證不是白虎證也。夫白虎何嘗解裏不解表乎。上文表裏俱熱。下文表有熱裏有寒。表裏不能兼顧之候。正行白虎。斤斤於表解胡爲者。吾謂白虎證多半是傷寒。。多半是裏病表亦病。。表未解正好行白虎。。表盡解反無所用白虎。。其表不解而後禁白虎。。緣脈浮發熱無汗。。其表已解者當如是。。其表不解者亦如是也。。其表維何。。乃本來之表證仍在。。指寒邪未化熱之表。。非所論於寒邪已化熱之表也。。且曰不解不曰未解。。度非背微惡寒之比。。如之何其竟行白虎哉。。特解不解仍足以惑人。。欲知其表。。進觀其裏。。如其渴欲飲水。。是裏證已成。。則表證當罷。。曰無表證。。非無表熱也。。乃無表寒也。。不過翻其熱於表者半。。留其熱於裏者亦半。。熱非外熱。。亦證非外證也。。本論白虎證凡三見。。白虎加人參證凡五見。。無一是外證。。大煩渴不解節。。

太陽之外證已罷。。若渴欲飲水節。。陽明之外證亦無。。其餘更非外證也。。設本條易無汗爲有汗。。顯然表證轉外證。。白虎又不中與矣。。獨三陽合病自汗行白虎。。否則陽氣外浮。。熱邪外泄。。慎勿喉使白虎噬人也。。蓋表熱愈厚愈不能困白虎。。表寒則不容白虎。。猶夫表寒愈厚愈不能困大青龍也。。

太陽少陽併病。。心下鞕。。頸項强而眩者。。當刺大椎。。肺俞。。肝俞。。慎勿下之。。

上三條忽揷入白虎加人參證。。本條又復衍太少併病。。看似編次不聯屬。。淺識者又聲討叔和矣。。曾亦知上文書傷寒病。。何以多一病字乎。。夫非另提心下之下病。。

條分縷析以至篇末乎。從心下痞引出舌上燥。燥氣已涉入陽明。寧主白虎以解熱。不行下藥以攻熱。本證又寧以鍼法代下法。猶乎以鍼法代汗法。故同是併病也。太陽與少陽併病。是祇有太少病。與陽明無與也。太陽少陽併病。是不獨太與少病。與陽明有與也。且心下鞕而不痞。固無成結胸之證據。亦無時如結胸之端倪。邪在心下之下可知。不特太少因而鞕。陽明亦極梏於心下又可知。緣手足陽明病皆主頸腫。項强連於頸。非陽明爲併病所持乎。言項不言頭者。頸已强故頭不强。言眩不言冒者。無痞狀故無冒狀耳。病形雖同而異。刺法卻異而同。當刺大椎第一間。令三陽若離合。次脇俞肝俞。一開太陰脇以啟太陽。一開厥陰肝以轉少陽。如其當汗不汗也。行補虛法。鍼口上則邪從上解。如其當下不下也。行瀉實法。鍼口下則邪從下解。既警告之曰慎不可發汗。為彼證示禁。又曰慎勿下之。為本證示禁。兩慎字殆長沙之福音者歟。夫發汗曰不可。尚有可汗之時。下之曰慎勿。難窮反下之弊矣。不然。太陽篇無主大承氣之例。安可與麻桂並提哉。

太陽與少陽合病。自下利者。與黃芩湯。若嘔者。黃芩加半夏生薑湯主之。

太少併病無下利。下之始利。太少合病自下利。不下亦利。其故何耶。併病則呈現太少病。不現陽明證。陽明之闔力如故。故無下利也。合病則不現太少病。轉現陽明證。陽明之闔力不如故。故自下利也。夫太陽陽明（苦白根证）合病不下利。有必自下利。陽明少陽合病必下利。又非自下利。下利不下利固難必。自下利非自下利更難必。從何見得是太少合病耶。況不下利三字闕不書。又不能下一必字。以決其自下利耶。卽還而問諸自下利者。未必太陽證具。顯有頭項强痛惡寒之感覺。未必少陽證亦具。且有口苦咽乾目眩之感覺也。莫可言狀之病卽病狀。此其所以謂之合也。下利於病勢無所增。不下利於病勢無所減。此所以謂之自下利

○○非病在下利也○○本論惟三陽合病有病形而無下利○○本篇麻黄證之合病有病形而無下利○○其餘葛根證之合病○○除下利與但嘔外無餘證○○大承氣證之合病○○除其脈與下利外無餘證○○承氣姑勿論○○葛根黄芩二證則恍惚渾相若○○主治將何擇耶○○彼兩條是分兩人病○○必下利非嘔者一○○但嘔不下利者一○○當從陽明應闔不闔上討消息○○本條一人可作兩人病○○下利非必嘔○○非必不嘔○○若嘔非必下利○○非必不下利○○當從少陽應轉不轉上討消息○○吾尤謂知陽者知陰○○知陰者知陽○○不患合病不明瞭○○特患三陰三陽未分曉○○三陰下利○○無一非三陽下利之陪客○○昧乎彼必不明乎此也○○蓋太少之本

相猶存在。。不過沒收其病於心下之下耳。。必欲曲繪其病形。。則長沙往矣。。方旨另詳於後。。

黃芩湯方

黃芩三兩 甘草二兩炙 芍藥二兩 大棗十二枚擘

右四味。以水一斗。煮取三升。去滓。温服一升。日再。夜一服。若嘔者加半夏半升。生薑三兩。

卒然下利無陰證。。要不出合病之一途。。非主葛根湯。。即主黃芩湯矣。。夫太陽病與陽明少陽何與。。必陽明少陽越俎以受病。。强合太陽。。太陽纔與之合病也。。假令病端實始於太陽。。何以陽明少陽篇獨有三陽合病乎。。可知葛根黃芩方旨之所在。。不在太陽而在陽明少陽矣

○○葛根已詳於上文○○而本方四味○○又太陽柴胡湯所自有○○陽明亦有與柴之例○○少陽篇且未有以黃芩湯聞也○○況去柴又何稗於少陽耶○○少陽乃熱化之火也○○合病卽合熱○○黃芩又主諸熱○○厥陰病徹其熱者芩○○除其熱者亦芩○○其熱卽厥陰中見之少陽○○宜與黃芩有牴觸○○善用之則去熱而已○○無所害於其熱也○○芍藥棗草又何取耶○○熱傷陽氣者也○○草棗保障中土之陽氣○○芍藥保障中土之陰氣○○三味非治熱卻能避熱○○正以專黃芩之功也○○然則非主下利耶○○無論下利不下利○○一湯可作兩湯用○○若嘔不過加半夏生薑耳○○不換湯也○○且曰主之也○○得毋下利必自止耶○○少陽熱勝則陽明負○○初非移

熱於陽明也○○儘有互相尅賊之端倪○○利雖欲自止○○無如少陽不轉何也○○與柴胡湯將何若○○强轉少陽之熱○○熱下竄適以重其利○○陽明之不闔如故也○○與葛根湯又何若○○强奪少陽之熱○○熱上竄適以重其嘔○○太陽之不開如故也○○曷若徐以俟其轉乎○○少陽證罷○○庶不開者轉爲開○○不闔者轉爲闔耳○○本證又得自幼齡爲多數○○黃芩湯可與菽粟同試也○○藐爾孩提○○何幸生於仲聖之世乎○○

傷寒○○胸中有熱○○胃中有邪氣○○腹中痛○○欲嘔者○○黃連湯主之○○

傷寒非有邪耶○○有邪非有熱耶○○有熱有邪何以異○○上

文末分別言之也。書胸中有熱。對上胸有寒。書胃中有邪氣。對上胃中之客氣。書腹中痛。對上心下痛。胸中胃中腹中。皆非心下之部分。故從心下之上心下之下覓太陽。其消息在胸中有熱無痞鞕。太陽不在胸中不待言。胃中有邪無怫鬱。太陽不在胃中不待言。惟腹中痛即上文內拒痛之痛。言痛不言拒者。中與中相拒。拒狀不形於外也。然而太陽已託庇太陰矣。獨是邪屬於胃。陽明病始然。豈非胃中有陽明病乎哉。陽明篇無有邪氣三字。彼有形之燥屎。尚非共見其有。況無形之邪氣耶。從何看破胃中有太陽病之邪氣。無陽明病之邪氣耶。陽明篇又無胸中有熱四字也。不結胸焉耳○○亦無腹中痛三字也○○腹滿痛焉耳○○既無陽明病之確證○○餘邪必爲胃氣所不容○○作無邪氣論可也○○蓋有水穀之正氣爲後盾○○邪不勝正則尋大便去矣○○豈胃家實之比○○今日有邪氣○○留爲異日有燥屎乎○○夫腹與胃不過咫尺間耳○○不曰腹中有邪氣○○可知太陽之脫離邪氣也○○有陽明爲護送○○太陽之反拒邪氣也○○有太陰爲內援○○陽明支脈循腹裏○○太陰脈入腹屬脾絡胃○○通陽氣者脈○○卻邪氣者亦脈也○○未幾則太陽隨太陰以上膈矣○○詎老於腹中乎○○書欲嘔者○○邪高痛下故使嘔○○胃中有邪尤易嘔○○乃嘔亦不能償其欲○○餘邪必未干休也○○以有胸中之熱在○○熱有熱叵測○○邪有邪叵測

○○太陽已下膈○○邪佔一部分○○太陽欲出胸○○熱佔一部分○○封鎖在陷阱之兩頭○○結胸諸邪○○無此狡計也○○兩有字○○熱邪不啻自首於仲聖之前○○一欲字○○太陽之私願如見矣○○方旨詳註於後○○

黃連湯方

黃連　甘草炙　乾薑　桂枝各三兩　人參二兩　半夏半升洗

大棗十二枚擘

右七味○以水一斗○煮取六升○去滓○溫服一升○日一服○夜二服○

黃連是瀉心湯中之健者也○○既立黃芩湯仿瀉心而行○○應有黃連湯繼黃芩而起○○要以柴胡湯爲張本○○去柴主

芩。。四味不爲少。。易柴主連。。七味不爲多。。一則三升服一升。。日再夜一服。。開太陽不容緩也。。一則六升服一升。。日一夜二服。。出太陽毋寧緩也。。開太陽無須薑桂之温升。。出太陽無事芩芍之潛移。。且下利無加參之條。。腹痛有去芩之例。。配藥所以有異同。。獨是無芍藥對於腹痛則從畧。。無生薑對於欲嘔又從輕。。半夏果何取耶。。本方非欲分其力以治痛治嘔也。。半夏不過須黃連以入胃。。降之欲其升耳。。連夏一過。。邪氣已化爲烏有。。於是由胃而腹而胸。。紓徐曲折以盡諸藥之長。。人參草棗正缺一不可也。。蓋熱傷氣而後氣傷痛。。人參續脈氣。。草棗倍胃氣。。以助行太陰奉上之地氣。。黃連始克逆取胸中之熱○○薑桂自能捧出腹中之陽○○與桂枝人參湯祇加減三數味○○彼方縮短其藥力○○打入心下作用○○本方放長其藥力○○直從心下之上下作用也○○

傷寒八九日○○風溼相搏○○身體疼煩○○不能自轉側○○不嘔不渴○○脈浮虛而濇者○○桂枝附子湯主之○○若其人大便鞕○○小便自利者○○去桂枝加白朮湯主之○○

上文一路說邪氣○○實一路說陽氣○○自陽氣內陷句至陽微結○○自心下因鞕句至腹中痛○○若隱若現○○無非曲繪其在裏之陽耳○○獨陽氣明明不在裏仍在表○○又不能走一身之表者○○其惟風溼相搏乎○○此與陽氣內陷又不同○○直謂之陽氣外陷可矣○○何以書傷寒不書中風耶○○風

溼病祇有傷寒無中風也。。蓋陽受風氣。。有溼則風亦從乎陰。。陰受溼氣。。有風則溼愈壓其陽。。安得有發於陽之中風證乎。。往往八九日傷寒仍在。。不能如柴胡證之由傷寒而轉中風者多矣。。彼獨非中溼亦中風耶。。金匱謂汗出當風。。或久傷取冷所致者。。爲其寒耳。。送寒而至者風。。與寒相得者溼。。就令風溼同時得病。。不離乎論末所云傷寒所致也。。舉風溼相搏以爲例。。金匱注意在風溼。。本論注意在陽氣。。故多身體疼煩四字。。形容溼氣着於四體。。溼與寒并。。故痛甚而疼。。形容陽氣不走於一身。。陽被溼壓。。故疼甚而煩。。曰不能自轉側。。身體本非能自轉側也。。陽氣轉側之也。。陽氣不能活動其身體。焉能自轉側乎。不嘔不渴何以故。溼與風搏。非與寒搏故不嘔。風與溼搏。無殊與寒搏故不渴也。蓋寒溼混爲一家。風溼反成爲對敵。宜其不見傷寒之俱緊脈。中溼之沈細脈。但見太陽中風之浮脈。太陰中風之濇脈。特風脈浮非陽脈浮。乃浮虛之浮。陰脈濇亦陽脈濇。乃浮虛而濇。此又太陽太陰不合病之合病。合溼着風之寒。不合溼者寒之風也。寒溼法當汗。風溼又當善發其汗。微微似欲汗出者。金匱之明訓也。桂枝附子湯主之。則風溼俱去矣。若其人大便鞕。是溼土不前之大便鞕。必有水氣在皮內。流散固有之溼。召引本無之溼。溼痺水亦痺。皮水狀如周痺也。溼痺之候。其人小便不利。倏然小便自利者。因復感於寒。寒利其水。非關小便利故大便鞕。亦非關下之小便利。乃土不制水。水自利也。欲復回其二便。惟有一面補土以還其本來之溼。一面逐水以除其後起之溼。去桂枝加白朮湯主之。勿令其爲心腹之患而已。方旨詳註於後。

桂枝附子湯方

桂枝四兩 附子三枚去皮炮破八片 生薑三兩切 甘草二兩炙

大棗十二枚擘

右五味。以水六升。煑取二升。去滓。分溫三服。

桂枝附子去桂加白朮湯方

白朮四兩 甘草二兩炙 附子二枚炮 大棗十二枚 生薑二兩

右五味。以水七升。煮取三升。去滓。分溫三服。初服其人身如痹。半日許。復服之。三服盡。其人如冒狀。勿怪。此以附子朮并走皮內。逐水氣。未得除。故使之爾。當加桂枝四兩。此本一方二法也。

桂枝附子湯。非桂枝去芍藥方中加附子湯耶。彼方是變通桂枝。故明言去芍。本方是主用桂附。故不言去芍。彼方單治中風。是正用桂枝。本方兼治寒溼。是反用桂枝。實則提升太陽於寒溼之中。合寒從溼去。溼從風去。仍是正用桂枝。故立方似非爲風寒溼而設。但曰桂枝附子湯也。乃忽而主桂。忽而去桂又何耶。。去桂乃留爲後盾。。非避桂枝也。。方下云當加桂枝四兩。。再進朮附則加桂矣。。何以去桂反有如痺如冒之現狀耶。。同是其人。。始則如痺不言冒。。再則如冒不言痺。。一人前後若兩人。。寧非其人不怪其藥怪耶。。豈知初服其痺已不着。。一身如痺猶勝於着在一處痺也。。未走一身者太陽。。先走一身者溼痺也。。至半日許果身無恙。。止後服可矣。。胡復服之。。三服盡乃止。。又惹起其人之冒狀耶。。此又地氣冒明之冒。。太陰開則地氣上。。蒸浮溼中之水則冒矣。。支飲者法當冒。。水氣與支飲無甚異。。故曰如冒狀耳。。勿怪其人爲溼家所無也。。申言之曰此以附子朮并走皮內。。去桂則未走皮外。。皮內有水以護寒。。逐水氣即逐寒氣。。此外留風氣以去溼。。風氣未除。。宜乎溼氣未得除。。故使太陽如在冒昧中爾。。語氣非爲朮附辯護。。襯起桂枝之大有造於太陽。。去溼去風猶餘事。。未得除三字。。特爲桂枝附子湯加倍寫法也。。曰當加桂枝四兩。。有水氣在。。寧去桂但加朮。。無水氣在。。即加朮仍加桂。。得病有兩因。。故治病分兩層。。曰此本一方。。主桂枝附子湯。。本一方已足。。特去桂半其方。。法外之法一。。加桂倍其方。。法中之法二。。法爲其人立。。非爲人人立也。。

風溼相搏。。骨節煩疼。。掣痛。。不得屈伸。。近之則痛劇。。汗出。。氣短。。小便不利。。惡風。。不欲去衣。。或身微腫者

○○甘草附子湯主之○○

風溼相搏○○不在太陽之面○○純在太陽之底者○○又有骨節煩疼之見證○○煩字是形容陽氣之字樣○○疼字是形容邪氣之字樣○○上條陽被邪壓○○則陽在底○○故曰疼煩○○本條陽被邪牽○○則邪在底○○故曰煩疼○○旣曰疼○○又曰痛○○痛亦形容陽氣之字樣○○疼上加痛○○顯屬牽掣其陽○○故曰掣痛○○且間隔其陽○○無柔軟之化以調和骨節○○故風勝則不得屈○○溼勝則不得伸○○近之牴觸其痛○○便激刺其陽○○陽與邪貼○○痛與疼貼○○故不曰疼劇曰痛劇○○然猶未形容陽氣之孤也○○徵諸於汗○○陽不密則汗不固○○汗出是陽氣無開闔○○徵諸於氣○○氣傷痛則氣不長

。。氣短是陽氣無終始。。徵諸小便。。氣化窒則小便難。。不利又陽氣無升降。。於是視風氣如外侮。。則惡風。。特衣被爲護符。。則不欲去衣。。或身微腫者。。乃陽氣不能周一身之腫。。非風溼腫之也。。風溼在骨節而不在身體。。故不曰浮腫曰微腫。。此又太陽少陰不合病之合病。。少陰病骨節痛由於身體痛。。痛略異而實同。。欲去衣亦由於不去衣。。欲不同而仍同。。欲去衣被固可治。。不欲去衣亦可治。。惟仿行附子湯以治痛。。恐寒去而溼不去也。。即仿行上兩方治風治溼兼治水。。又恐風去溼不去。。水去寒不去也。。設長沙不立方。。此證其桎梏以終矣。。甘草附子湯主之句。。詳註方後。。

甘草附子湯方

甘草二兩炙　附子二枚炮去皮破　白朮二兩　桂枝四兩

右四味。以水六升。煑取三升。去滓。温服一升。日三服。初服得微汗則解。能食。汗止。復煩者。服五合。恐一升多者。宜服六七合爲始。

本方比上兩方尤妙想天開。桂枝附子湯神通在桂枝。桂枝提升標陽。緣風寒溼無去路。料其不侵入骨節也。故以桂枝爲前驅。附子爲後盾。去桂加朮湯神通在白朮。白朮保全溼土。防風寒溼有去路。恐其侵入中土也。故以朮附爲前驅。桂枝爲後盾。本方神通在甘草。甘草引誘風溼。正爲風溼謀去路。不謀出路。欲其投入中土也。。故以甘附爲前驅。。桂朮爲後盾。。方內不過無薑棗。。便能操縱四味。。不走皮內而走骨節。。並脫離骨節而歸於中土。。故初服一升得微汗則解。。非謂風溼已痊也。。謂藥力一到。。則煩疼掣痛諸苦狀。。自然鬆勁。。其骨節已得大解脫也。。微汗非風溼之出路。。乃甘桂二味。。辛甘化陽。。陽氣微露端倪也。。觀其能食。。卽陽明能食名中風之互詞。。觀其汗止。。卽陽明發汗已寒溼在裏之互詞。。具此兩端。。顯見風寒溼已受治於陽明。。其不復疼而復煩者。。燥勝溼也。。風寒爲燥化所轉移者也。。次服五合。。五居中。。再厚集其藥於中央土。。是又以溼勝溼。。溼去邪自去。。得小便利則三氣俱盡矣

○○以其汗止非復微汗解○○小便利則意中事○○就令以一升藥尾其後○○不是過也○○一升亦合十以居中也○○特盡一升未顯出更始陰陽之妙用○○陽數七○○陰數六○○宜服六七合○○令太陽資始於七○○少陰資始於六○○而後資生於中五○○則盡服之可也○○其始有限量○○其繼無限量○○故但曰爲始耳○○不然○○初服一升不爲多○○後復一升獨多乎○○且三服尚餘一服○○何嘗曰止後服乎○○上條一方分二法○○本方三升奚止分三服○○吾謂其一方不止作三方用也○○

傷寒○○脈浮滑○○此表有熱○○裏有寒○○白虎湯主之○○

素問熱論曰今夫熱病者○○皆傷寒之類也○○又曰人之傷

於寒也。則爲熱病。是現在之熱。卽過去之寒。現在之寒。卽未來之熱。有熱云者。寒邪脫化淨盡之詞。有寒云者。寒邪脫化未盡之詞。原無足異。異在書表有熱。復書裏有寒。一證翻出兩層。且爲上文所未言及。上文表裏二字見之熟。寒熱二證亦辨之明。特書胸中有熱者一。胸有寒者一。非兼而有之之寒熱也。惟熱結在裏則立白虎加人參湯主表裏俱熱。再則無大熱主白虎。惡寒非指背有寒。三則無表證主白虎。發熱顯見裏有熱。大抵白虎證度非有寒在。若岐而視之曰有熱曰有寒。分讀之。字句卻分明。串讀之。文義殊深晦也。得毋脈浮滑三字。便算鐵證耶。夫浮爲陽脈。滑爲熱脈。與陰寒固自不同。特上文浮滑之脈凡兩見。一爲小結胸。一爲必下血。則診脈未爲詳盡可知。即援上文爲註脚。以脈浮發熱無汗屬表有熱。似亦相近。又孰何說爲裏有寒註脚耶。况脈熱入不熱。與無熱等。入寒脈不寒。與無寒等。兩有字不過懸揣得來。一此字直類欺人聲口耳。又况厲行白虎。吾恐表面之熱。不足盡白虎之長。裏面之寒。適足重白虎之咎也。不知本條要領。全在傷寒。而不涉中風。緣傷寒之本相。寒掩其熱。故脈俱緊。傷寒之變相。熱掩其寒。故脈浮滑。不獨熱掩寒。表亦掩其熱。不獨表掩熱。裏亦掩其寒。於重重互掩之中。從表看入裏。而後見其藩籬之固。從熱看到寒。而後見其蓋藏之厚也。不然。表裏薄弱。寒熱暴露。設妄投白虎。寧勿噬臍乎。此又太陽厥陰不合病之合病。蓋始於太陽而終於厥陰者。六經之次也。始於厥陰而終於太陽者。六氣之周也。太陽有厥陰爲之始。寒者熱之始。厥陰有太陽爲之終。熱者厥之終。故在厥陰爲裏有熱。不復浮而寒。在太陽爲裏有寒。不至沈而熱。寒字熱字是正比例。非反比例也。厥陰一有字。殆熱氣之有餘。言終不言始。本條兩有字。乃脈氣之有餘。有終復有始耳。若必求其熱度幾何。寒度幾何。始信而有徵。則大匠恒爲拙工所窮。不可與言有。亦不可與言

無也○○白虎湯主之句○○詳註方後○○

白虎湯方

知母六兩　石膏一觔碎　甘草二兩　粳米六合

右四味○以水一斗○煑○米熟湯成○去滓○温服一升○日三服○

石膏紋如肌理○○本屬表藥○○越婢大青龍麻杏甘石○○皆取其暢達皮毛○○非爲裏用也○○惟佐以粳米○○斯稟中氣而行○○可表亦可裏矣○○其不離甘草者○○制其悍也○○或綿裹或無綿裹者○○一則防其沉○○一則取其重也○○本方與竹葉石膏湯同調○○而猛進過之○○蓋得知母下行清肅○○以三焦膀胱爲白虎去路○○比諸腠理毫毛爲青龍去路

者○○絶對不同○○故表有寒可行青龍○○表有寒亦不可行白虎○○上文其表不解者不可與白虎句已揭明矣○○裏有寒行白虎○○猶夫裏有熱行白虎○○厥陰脈滑而厥者裏有熱句又揭明矣○○何以不曰表有熱裏有熱乎○○果爾○○則表裏異其熱○○非表裏俱熱○○白虎又豈能兼顧乎○○然則表熱裏寒又何若○○在陽明則四逆證矣○○遑云白虎乎○○裏寒外熱又何若○○少陰厥陰俱主通脈四逆○○表熱且不行白虎○○況外熱乎○○內寒外熱霍亂主四逆○○更無表裏之足言○○凡此皆下利清穀之見證○○省卻兩有字○○言外便有兩無字○○謂其有邪無正也○○可知表不患其熱○○有太陽以爲之表○○則熱無所容○○裏不患其寒○○有陽明以爲

之裏。則寒無所容。白虎證無大熱。祇有大煩者。以有陽氣在。不爲邪奪故也。白虎湯對於熱爲正治。是逆取法。熱者寒之之義也。對於寒爲反治。是從取法。假者反之之義也。白虎治熱反治寒。無異四逆治寒反治熱。氣寒氣凉。治以寒凉者白虎也。氣温氣熱。治以温熱者四逆也。四逆證熱字可作寒字讀。卻不必作寒字讀。重寒則熱也。白虎證寒字可作熱字讀。卻不必作熱字讀。重熱則寒也。豎表有熱三字。結太陽篇之變相。豎裏有寒三字。起陽明篇之變相。又開下無數法門矣。

傷寒。脈結代。心動悸。炙甘草湯主之。

太陽何以有陰脈陽脈乎。。緣有太陽之陽在。。而後從手走頭脈之陽。。有太陽之陰在。。而後從頭走足脈之陰。。故太陽病曰發於陽。。未嘗曰發於衛。。曰發於陰。。未嘗曰發於營也。。苟太陽之陽不充分。。衛氣代行其陽。。與風邪相直接。。則陽斷衛亦斷。。衛氣不能續陽也。。太陽之陰不充分。。營氣代行其陰。。與寒邪相直接。。則陰斷營亦斷。。營氣更不能續陰也。。奈何註家動曰傷衛傷營乎。。病機取決於陰陽。。脈不知經則血無所用。。且無發熱嘔逆之勢力。無惡寒體痛之知覺。。以太陽業已退化。。不能行使其脈神故也。。於是變緊脈爲結代。。非脈法所謂陽結陰結也。。乃結陰代陰也。。承上文種種結證。。

生出結脈。。承上文陽結陰結四字。。生出結陰代陰也。。脈象詳見下條。。而形容畢肖處。。曰心動悸。。蓋十二經中皆有動脈。。陽陰生生不已之玄機也。。特有往有還之動。。則不覺其動。。有往無還之動。。則動而已。。此陰陽互根與不互根之別也。。心爲百脈之長。。有不應念而動乎。。設動而不悸。。並太陽之陽。。亦不知其何往。。恐轉瞬俱寂矣。。惟且動且悸。。顯見標陽依附心宮。。爲經血之邪所威逼故悸耳。。况陰脈在存亡絕續之交。。其陽能無喪耦之懼乎。。在病體則有陽無陰。。在病勢則有陰無陽。。脈法所謂陰盛則結者。。邪乘陰位也。。法當汗。。而營氣不足者不可發汗。。醫者從何下手乎。。夫太陽根起於至陰。結於命門。陽明少陽不結。而太陽獨結者。所以留未盡之陽。生未來之陰也。所謂脈合陰陽者。惟太陽能結合之。故脈不自太陽始。當不自太陽止。結代乃中止之脈。殆太陽不結使之然。舉脈結代以爲例。則三陰三陽可以賅。以三陰名陰中之陰。三陽名陰中之陽也。舉心動悸以爲例。則五臟六腑可以賅。以通五臟系者心。連六腑絡者臟也。熱論謂三陰三陽五臟六腑皆受病。營衞不行。五臟不通則死者。與本證相去幾何耶。此又三陰三陽不合病之合病。結代動悸四字。爲六經病所無。度非獨太陽病所有。自傷寒一日太陽受之句。至篇末爲極變。其表面則看似尋常

○○非以淺而知深○○察近而知遠者○○烏足以語此○○證異方亦異○○長沙有奪命之功歟○○炙甘草湯主之句詳註方後○○

炙甘草湯方

甘草四兩炙　生薑三兩切　桂枝三兩　人參二兩

生地黃一觔　阿膠二兩　麥門冬半升　麻子仁半升

大棗三十枚擘

右九味○以清酒七升○水八升○先煮八味○取三升○去滓○納膠烊消盡○溫服一升○日三服○一名復脈湯○

本方似君地黃也○○何以不曰生地黃湯耶○○地黃為治傷

寒之創舉。。不過破格錄用耳。。又曰一名復脈湯。。何以另稱炙甘草湯耶。。傷寒方類多復脈。。本方不能專美。。存其名。。免失其實耳。。九味藥中藏有桂枝甘草湯在其內。。彼治心下悸。。此治心悸。。而等分不同。。藏有桂枝去芍藥湯在其內。。彼治脈促。。此治脈結。。而方銖不同。。又藏有桂枝人參新加湯在其內。。彼治太陽之本陰。。補救脈沉遲。。此亦治太陽之本陰。。補救脈結代。。而加減不同。。其命方不與桂枝同稱者。。甘重於桂也。。去桂可乎。。桂枝能通神者也。。無桂焉能復脈乎。。心悸不能不用桂。。正惟心悸而後可用桂。。以太陽之陽猶存在。。一種彷徨無措之狀態。。印入心中。。庶桂枝尚可為也。。

重用地黃者○○蓋欲化湯液爲赤血○○以涵濡其脈耳○○又有麥冬以泌其血之清者○○麻仁以別其血之濁者○○阿膠助行其脈中之清者○○清酒兼行其脈外之濁者○○於是合九味爲一味○○續陰陽於無形○○化寒邪爲烏有○○諸藥皆與有其功也○○獨是陽明爲十二經脈之長○○其氣盡則死○○氣不盡則不死○○留土氣於未盡者○○炙甘草也○○炙甘草湯立其名○○又存其義也○○

脈按之來緩○○而時一止○○復來者○○名曰結○○又脈來動而中止○○更來○○小數中有還者反動○○名曰結陰也○○脈來動而中止○○不能自還○○因而復動者○○名曰代陰也○○得此脈者必難治○○

合營衛陰陽爲一氣謂之脉○○有來有去者營衛之流行○○有往有還者陰陽之互根也○○來去無動靜○○往還有動靜○○動而往○○自靜而還○○特往還渾化其動靜○○來去渾化其往還○○不獨動脉非一按而得○○即脉來亦非一按而遇○○則一十六丈二尺之脉○○祇可以行字括之○○反是則止而已○○例如脉按之來緩○○一若不接去脉者然○○假令來而不止○○則來緩去緩未可知○○無何而時一止○○止而不來○○便見止而未去○○況來而復來○○是不去復不去○○來去有間○○其血必結○○名曰結○○乃營氣之缺點○○一絲不續之偶然○○猶可望其更新也○○奈何又有劇脉出現耶○○初按之來而不動者又動矣○○夫脉資始於腎間動氣○○而

資生於胃中穀氣者。所以調和其動靜。令動者靜而靜者動。息息歸於無動靜也。若來動而不靜。動者止之機。動機未止。靜機已中止矣。書更來。顯非來動之來。卻非來靜之來。蓋靜必不數。小數中仍有小動之機存。不過爲來脈所掩耳。來脈並非還脈。無還而有還。來脈爲之還。還脈究非靜脈。當靜而反動。陰脈變爲動。名曰結陰也。陰不自結。而血結之。故陰不自動。而血反動之也。若同是脈來動而中止。無復更來。祇有復動。除卻自還。無有還矣。曰不能自還。無自往安得有自還哉。其來脈不知其何去。卽反動亦無自而來。因還無可還而復動者。不得謂之代還。姑目之爲代動。名曰代陰也。陰不動而陽代之動。非所論於陽不動而陰代之動。陰可代。陽不可代也。得此脉者不曰不治曰難治。非治之而欲委咎於脉也。欲人共知一綫之陽爲可貴。與其易視其脉而忽諸。毋寧信任炙甘草湯也。

讀過傷寒論卷十六太陽篇豁解終

張仲景傷寒論原文

讀過傷寒論卷七

新會陳伯壇英畦著
男萬騶
受業鄧羲琴 林清珊 仝校

陽明篇豁解

問曰。。病有太陽陽明。。有正陽陽明。。有少陽陽明。。何謂也。。答曰。。太陽陽明者。。脾約是也。。正陽陽明者。。胃家實是也。。少陽陽明者。。發汗。。利小便。。胃中燥。。煩。。實。。大便難是也。。

以太陽之稱稱陽明。。謂之太陽陽明。。以正陽之稱稱陽明。。謂之正陽陽明。。以少陽之稱稱陽明。。謂之少陽陽明。。何以指陽明曰太陽。。非謂太陽病傳入陽明也。。謂合明之陽。。與日中最隴之陽相髣髴。。儼於二陽之上加一陽。。其象如巨陽。。陽明而王於巳午未。。故名其病曰太陽陽明。。何以指陽明曰正陽。。非謂陽明病另有正陽也。。謂當正之陽。。與日西將落之陽相髣髴。。儼若正陽返照之斜陽。。其象爲衰陽。。陽明僅王於申酉戌。。故名其病曰正陽陽明。。何以指陽明曰少陽。。非謂少陽病復傳陽明也。。謂廣明之陽。。與日東甫出之陽相髣髴。。儼於二陽之下見一陽。。其象如初陽。。陽明而王於寅卯辰。。故名其病曰少陽陽明。。看似三種陽明病。。實則舉太少陽陽明爲陪客。。卽下文多數陽明病。。類皆正陽陽明之陪客。。仲師先淸種種陽明之眉目。。設爲問答。。解釋陽明之不安於其位。。無非爲裏邪所操縱。。覺三病形中復有三病形也。。觀問詞曰何謂也云云。。答詞曰是也云云。。所問者陽明。。所答者脾胃耳。。脾與胃與太陽少陽何涉。。即陽明病亦非可以胃家二字括之也。。下文言屬陽明者屢矣。。非即不屬胃之互詞乎。。蓋陽明者胃脈也。。可分亦可合者也。。問答分爲二。。欲人聞一以知二。。問答分爲三。。示人舉一以反三也。。形容胃氣之外肆。。邪乘其脾曰脾約。。以麻仁丸爲主方。。下文不明言太陽陽明者是。。形容胃氣之旁落。。邪容其家曰胃家實。。以大承氣爲主方。。下文不明言正陽陽明者是。。形容胃氣之中餒。。邪奪其燥曰胃中燥。。以未可與承氣湯爲定法。。下文不明言少陽陽明者比比皆是也。。夫少陽陽明病何嘗胃不實。例如發汗利小便。致胃中燥。燥而至於煩。則呈露其實。且大便難以徵明其實。凡此雖習見於下文。總不離乎實邪入胃者近是。與大承氣證相去幾何耶。吾謂半燥半實之端倪則如是。由燥而實之實際不如是也。似是而非之大承氣證最足以惑人。末數句已伏通篇之疑案。故答少陽陽明之問獨詳也。嘉言元御小便利句下加已字非。

陽明之爲病。胃家實也。

胃家實三字。非複上文耶。不知一胃家實。便生出下文無數實字。並含卻無數虛字。上文不過舉一以爲例耳。然則通篇作胃家病論可矣。胡獨注意在陽明乎。

陽明居中土也。。乃守土之神。。保存水穀。。胃掌倉廩者。。皆託庇於陽明。。經所謂二陽爲衞也。。非必陽明自開其隙。。而實邪已襲入於胃中。。蓋有胃脈爲導線。。往往胃先受邪。。令陽明無卻邪之餘地。。初非入寇於陽明。。而作崇於陽明。。陽明之爲病爲獨殊也。。夫以燥本之陽明。。與寒邪原不相入。。且陽明爲闔。。則藩籬無恙在。。度非客感所能乘。。特無如中土爲萬物所歸。。餘邪遂直抵於無所復傳之地。。幻爲演劇之場。。此豈陽明所樂受。。猝不及防故耳。。雖然。。陽明不能自爲計。。反中實邪之計。。而虛左以讓邪。。是縱邪入胃。。若甘爲胃邪之傀儡者然。。未始非陽明之變也。。陽明之變相猶向外。。惟變相中不可捉摸之內容。。悉爲陽明所包孕。。又不啻陽明犧牲其胃家之珍。。供羣醫之刀俎也。。謂非陽明釀成其病而不得。。申言之曰胃家實也。。揭二陽之黑幕。。破中土之疑案。。懸一實字爲萬世師。。可與大承氣湯者胃家實。。未可與大承氣湯者亦胃家實。。下文窮形盡相以曲繪其已實與未實。。覺陽明之爲病層出而不窮。。陽明因胃家之變端爲變端。。能愼用承氣者福。。濫用承氣者禍也。。

問曰。。何緣得陽明病。。答曰。。太陽病。。若發汗。。若下。。若利小便。。此亡津液。。胃中乾燥。。因轉屬陽明。。不更衣。。內實。。大便難者。。此名陽明也。。

問詞儼爲陽明惜。謂明明病在太陽。陽明不應得病而得病。想必有來因也。答詞亦指實其太陽病。無如咎不在病而在醫。蓋發太陽之汗則可。若發陽明之汗。汗藥先透入一層。太陽病如故也。若一面汗一面下。陽明尤被其影響。外邪亦進入一步。太陽病不如故矣。其未屬陽明者。津液尚可爲耳。寧稍緩須臾。勿治之以顧全其小便。猶冀得一當也。若不俟小便之利而利之。外邪更有機可乘。水從下去。勢必邪從中入矣。三若字。責其治此不治彼。宜乎彼不病而此病。曰此亡津液。在太陽得小便利不患津液之亡。在陽明利小便轉速津液之亡。徵諸胃中乾而且燥。陽明之燥本。。已爲之一變。。陽明有溼以制燥則溼而燥。。胃中燥則不特燥勝溼。。溼亦化燥。。要皆外邪利用其溼土之乾。。爲未來之實。。故有現在之燥。。其胃中固有之溼之燥又一變也。。夫太陽病雖切近於陽明。。究非切近於胃也。。苟如法以汗下利其小便。。與陽明固無涉。。與胃家更無涉。。乃因移轉太陽之邪屬諸胃。。因而又轉胃中之邪屬陽明。。相因而致故曰因也。。非必其見陽明之病形。。但從傳化上討消息。。則更衣與大便無遁情。。一日一大便曰更衣。。不更衣是大便失其常。。今日不更衣或大便。。大便難則非不更衣無所苦。。於是不更衣證具。。大便難證亦具。。緣有內實爲中梗。。有諸內者形諸外。。三證原是一證也。陽明病何爲若此。曰此名陽明也。言外則曰其實非指陽明病。陽明間接受邪。卻直接受病。故易其稱耳。陽明得病之緣由固當問。陽明非必有得病之實。而不能免得病之名。尤當問也。

問曰。陽明病外證云何。答曰。身熱。汗自出。不惡寒反惡熱也。

承上內實二字問外證。不問內證矣乎。非也。陽明外證邪在內。不同太陽外證邪在外。如欲借鏡陽明之外面。顯出陽明之內容。須借鏡太陽之外面。顯出陽明淺一層之外。深一層之內。問詞意謂有諸內必形諸外。答詞並指出外形之外。曰身熱。假太陽之身。現陽明之熱。熱同而比諸陽浮之熱畧不同。曰汗自出。出陽明之汗。變太陽之汗。汗同而比諸陰弱之汗亦不同。且分别在不惡寒。非喜寒也。寒邪不在外而在内。故脱化其寒。特惡熱又似乎半在内半在外。或疑其反惡在外之熱。不惡在内之寒。不知陽明對外無所用其惡。遂反顧而惡在内之熱。故不曰正惡熱。曰反惡熱。獨是陽明爲闔也。外證則不爲其闔而爲其開也。實邪既闔其内。胡復開其外耶。此其所以謂之反也。邪與正反。故外與内反。實狀反逼陽明之藩籬。陽明雖欲不開而不得。是陽明外證即内證所迫而形。又不能援太陽以爲例。太陽外解則外證無存在。陽明外解則

外證仍存在○○答詞是答外未解之外證○○非答外已解之外證也○○

問曰○○病有得之一日○○不發熱而惡寒者何也○○答曰○○雖得之一日○○惡寒將自罷○○即自汗出而惡熱也○○

問詞追遡陽明得病之前一日○○一若疑陽明無故惡寒也者○○不知陽明非見寒而不惡○○特寒罷則無寒可惡耳○○曰不發熱而惡寒○○已將太陽陽明雙方之知覺○○一口道破○○蓋太陽惡寒當然有發熱○○即已發未發○○仍躍躍欲發也○○不發熱則太陽之陽絶不浮可知○○俟陽明證見而後發熱可知○○不過牘有太陽惡寒之知覺焉已○○陽明方且與太陽相得不相失○○勢必從太陽之惡以爲惡○○太陽

之惡寒者半。陽明之惡寒者亦半也。問詞不解陽明之用情。答詞則謂陽明非不惡寒。特惡寒當未罷。陽明與太陽同感觸。非關太陽强之同。惡寒將自罷。陽明不與太陽同感觸。非關太陽使之獨。乃陽明不爲寒熱所蒙蔽。惟其自明。是以自罷也。於將罷未罷之時。正好爲陽明綢繆及之。雖得之一日。可爲二日定方針。以不發熱而惡寒。與自汗出而惡熱。有反比例之理存焉也。如鼎烹然。初亦寒水爲湯耳。久之則鼎沸而熱。非自汗出而惡熱之現象乎。設汗出熱退。又太陽愈兆。豈所論於陽明乎。

問曰。惡寒何故自罷。答曰。陽明居中土也。萬物所歸無所復傳。始雖惡寒。二日自止。此爲陽明病也。問詞猶有傷寒傳經之見存。以爲邪氣藉陽明爲過渡。苟由陽明而少陽而三陰。則惡寒雖罷亦復作。緣少陽篇以下無數寒字。少陰篇無數惡寒字。安有餘邪未肯干休。此後無復有惡寒之一日耶。他經非陽明之比。豈經經惡寒亦作罷論耶。此第臆度餘邪之去路。未識餘邪之歸路。遂誤會邪從太陽陽明少陽一路去也。孰意中土尤捷徑乎。曰陽明居中土也。萬物所歸。如歸市謂之歸。經云胃之爲市者。容萬物之稱也。歸中土便是歸陽明。受陽明之治者正。逆陽明之治者邪也。斷言之曰無所復傳。中土雖陽明爲統轄。而外邪已習爲生長之鄉。既非傳自陽明來。當然不自陽明去。況無復傳之處所乎。彼泥看傳經者。或謂經傳而不盡傳於腑。或謂正傳而不盡傳其邪。皆騎牆之論。爲邪祟所竊笑者也。舉傳字答罷字。則不必問其罷不罷也。問傳不傳可矣。其將罷也。惡寒不自陽明始。其不傳也。惡寒卻自陽明止。雖惡寒不過前一日事。止惡寒乃後二日事。止字又爲罷字刪後路。已說到寒邪之盡頭。問答之詞亦畢。胡曰此爲陽明病也。毋乃贅耶。答詞謂止而不惡寒耳。非謂止而不惡熱也。二日正外邪强派陽明受病之日。欲不爲病機所轉移而不得。惡寒則止此。爲病不止此也。且陽明病始如此。非陽明病不如此也。他經病邪從歧路去。與中土無涉。彼爲彼病。此爲此病也。

本太陽病。初得病時。發其汗。汗先出不徹。因轉屬陽明也。傷寒。發熱。無汗。嘔。不能食。而反汗出濈濈然者。是轉屬陽明也。

本條轉屬陽明。何快捷乃爾。未經若下若利小便。省卻幾層波折矣。太陽病三字上加一本字。有何意義耶。不知太陽病屬陽明。交代已清者也。本太陽病屬陽明。交代未清者也。以太陽之本病仍在故也。初得病明明太陽受病無幾時。正好發汗以徹其病。乃發汗不如法。不發出其邪。僅發出其汗。汗先出便不能追逐餘邪。焉能徹邪。徒耗其汗而已。彼汗出邪亦出。太陽有病轉無病。若汗出邪不出。陽明無病轉有病。皆因無不先不後之汗以卻邪故耳。假令續得精氣爲後勁。大可將太陽本病還諸太陽也。無如其汗一發而無餘。不啻爲外邪開道路。於是太陽翻作陽明病。陽明代表太陽病。張冠李戴無異也。其與併病有間者。彼證陽明分任太陽病。太陽猶未息肩也。本證陽明獨任太陽病。太陽得以卸肩也。此雖便宜於太陽。究非外邪趨勢在陽明。可以不忘本之邪目之也。下文陽明病中具有太陽病狀者。可類推也。舉一端以爲例。因轉屬陽明者此其一。又舉一端以爲例。同是傷寒。苟但發太陽之熱。沒收太陽之寒。既已發熱。又無太陽之汗。但作太陽之嘔。顯見寒邪有遁情。放鬆太陽處。正逼緊陽明處。異在陽明爲闔。未嘗發汗以洞開其闔。二陽之自衛尚固耳。孰意其有聲有物之嘔。已爲通敵之響應乎。下文食穀欲嘔者屬陽明。猶未至於不能食。不能食則穀氣不足以供其嘔。胃中無容穀之餘地可知。陽明雖自若。而倉廩之官。非其統治矣。初非屬陽明。殆屬胃而後轉屬陽明。往往胃先受邪。陽明猶未及覺也。曷以知其轉與未轉耶。無汗轉爲汗。可徵明其胃氣之轉。特濈然之汗。乃胃氣因和之汗。邪未解而反汗出。烏在其濈濈然耶。濈者和也。汗出少者爲自和。。胃氣不敢與邪戰。。則表和卽裏未和之反證。。汗不勝邪。。而反避邪。。陽明無精氣爲保障。。餘邪勢必與陽明爲難。。是轉屬陽明者又其一。。易因字爲是字。。看似此是而彼非也。。夫因轉屬陽明何嘗不是陽明病。。是轉屬陽明何嘗非因太陽病。。因之云者言其偶。。是之云者道其常也。。

傷寒三日。。陽明脈大。。

上文既於二日定陽明之證。。本條復於三日定陽明之脈。。非證證未見而脈先呈也。。設三日未屬陽明。。則脈未必大矣。。既屬陽明。。過此又未必大矣。。書傷寒三日。。非少陽受病之日哉。。不涉少陽曰陽明。。可知三日非少陽獨有之日。。乃傷寒公共之日。。泥看少陽受病者非。。泥看陽明受病者亦非也。。假令三日少陽證見。。當然脈小。。假令三日陽明證見。。當然脈大。。又非大脈便算陽明病也。。太陽篇三見脈大。。詎獨陽明始有大脈乎。。在太陽大則爲虛。。在陽明非虛象即實象之端倪乎。。徒執脈以求其大。。則末矣。。吾謂不識何者是陽明脈。。必不識何者是陽明之大脈。。陽明者胃脈也。。胃脈之變見即陽明。。非單指趺陽言。。兩手寸關尺皆作陽明看。。認定陽明證以體會陽明脈。。則大與小之比較。。可想像而得也。。蓋三日陽明之闔力稍鬆。。餘邪又從而張大之。。內拒陽明之闔。。正邪交迫故大也。。行將闢開陽明矣。。脈

象不過裏邪先露其一斑○○出三日之脈不具論○○下文大脈僅一見○○豈長此其大無外之脈乎○○

傷寒○○脈浮而緩○○手足自溫○○是爲繫在太陰○○太陰者身當發黃○○若小便自利者○○不能發黃○○至七八日○○大便鞕者○○爲陽明也○○

書傷寒○○紀太陽傷寒也○○固非屬陽明○○尤非屬太陰○○乃脈浮之中有緩象○○儼於太陽病中有太陰象○○以脾脈主緩○○浮而緩與浮緩不同也○○徵諸手足○○手足爲太陰標陰所主○○以涵接諸陽○○陽和故不至於厥○○陰和亦不至於溫也○○書自溫○○顯見太陽之標陽○○太陰之標陰○○俱不到於四末○○反被寒邪之標熱○○注射使之然○○病所

不在手足。而影響於手足。故曰自温也。非心通造化之仲景。焉能揭出其病情乎。曰是爲繫在太陰。取以繩繫物之義。太陰牽繫太陽之邪。令其在太陽不得逞。在太陰亦不得逞也。繫在陰當然解在陰。無事解於陽。繫鈴解鈴同綫索也。蓋太陰爲開。與太陽之開若離合。太陰能開太陽者其常。不能開太陽者其偶。觀其身之黃不黃。便知太陰之開未開矣。以陽邪沾染太陰之溼色。則鬱蒸爲黃。發黃可徵明足太陰之開。手太陰之開不待言。若手太陰先開。必水道通調。小便自然而利者。非黃從小便去也。尿無皂角汁狀。不特黃無去路。小便適以止截其黃。緣手太陰之開力僅及於膀胱。。祇能利小便。。足太陰之開力不及於毫毛。。不能發黃也。。清肅之令行。。正溼土秋收之候。。其轉移小便者。。得自上而下之天氣。。埋沒身黃者。。無自內而外之地氣也。。殆脾家實矣乎。。獨是至七八日非暴煩下利日十餘行。。則脾家無消息。。而於胃家有關係矣。。此又太陰之縱邪。。一任其製造陽明之大便。。特以腐穢爲之贓也。。如其大便鞕者。。雖未純然胃家實。。陽明不能行使其大便可知。。曰爲陽明也。。實邪爲所欲爲於太陰之前。。陽明受病從此始。。勿謂八日陽明病衰也。。何以不曰陽明病耶。。轉屬陽明則陽明病。。轉繫陽明則陽明不病。。故闕病字以觀其後也。。

傷寒。。轉繫陽明者。。其人濈然微汗出也。。

本條亦書傷寒耶。。得毋未嘗繫在太陰耶。。必太陰解其繫。。然後曰轉繫。。繫解則寒邪得復回其原狀。。故亦曰傷寒。。傷寒轉屬不勝書。。假令轉屬陽明。。餘邪一番作用。。有死灰復燃之慮矣。。差幸其始終不能狡脫。。不啻自縛於陽明。。陽明轉執之以歸。。亦繫之而已。。何以不從太陽轉繫陽明耶。。得之一日。。陽明即自汗出。。方且卻邪之不暇。。遑暇繫邪乎。。惟太陰之前曰陽明。。陽明又從乎中見。。其轉繫髣髴私相授受者然。。非其人能操縱餘邪也。。餘邪無如其人何。。其人亦無如餘邪何。。其寒雖罷不爲熱。。其人惡寒雖罷不惡熱。。實無汗出之足言。。乃曰其人濈然微汗出。。得毋欲以汗解耶。。下文一則曰濈然汗出而解。。一則曰濈然汗出則愈。。又曰身濈然而汗出解。。獨本句無解字。。汗微解亦微。。仍作未解論。。不觀二陽併病續自微汗出。。猶曰當解之乎。。微汗可徵明其轉繫。。非徵明其欲解也。。特陽明病法多汗。。汗出無損於其人。。且見其人之精氣爲足恃耳。。殆不解之解者歟。。陽明轉闔而爲開。。則且開且解矣。。豈同大便已鞕之濈然汗出乎。。又豈同轉屬陽明之反汗出濈濈然乎。。

陽明中風。。口苦咽乾。。腹滿微喘。。發熱惡寒。。脈浮而緊。。若下之。。則腹滿。。小便難也。。

上文不書陽明傷寒。。本條特書陽明中風。。傷寒來自太陽。。太陽爲主動。。中風出自陽明。。陽明爲主動也。。陽明直接中風者其偶。。直接中寒者亦偶。。獨傷寒必藉太陽爲化始。。不能窮邪祟之變。。中風中寒不藉太陽爲化始。。可以窮邪祟之變。。下文中風證具曰無餘證可知也。。且病過十日非中風之常。。來勢驟者去亦驟也。。況太陽先免卻中風一層。。必爲陽明之援助。。又有少陽太陰爲後盾。。殺其勢而風自熄。。下文中風不治者尤偶也。。觀其陽明證不悉具。。而口苦咽乾似涉於少陽。。非病少陽也。。少陽爲之轉。。陽明翻作少陽證。。故口苦證陽明有其一。。口苦咽乾證少陽有其二也。。腹滿微喘又連於太陰○○非病太陰也○○太陰不能開○○陽明中見太陰證○○故腹滿微喘證陽明有其二○○腹滿證太陰有其一也○○發熱惡寒尤類於太陽○○非病太陽也○○太陽亦不能開○○陽明假託太陽證○○故發熱證陽明有其一○○發熱惡寒證太陽有其二也○○大抵陽明中風不得汗○○傷寒纔得多汗○○以其氣不通○○不同傷寒氣尚通也○○假令脈弦浮大○○仍是中風脈○○無汗解之望矣○○惟脈浮而緊○○是中風變傷寒而去○○儼以傷寒之脈還諸太陽○○在太陽浮緊脈當發汗○○在陽明當從容以出汗○○下文脈浮而緊○○明曰汗出不惡寒矣○○矧汗出而解者○○又曰脈緊則愈乎○○就令無汗亦有病衰之日○○勿治之可也○○而最反對者莫如下○○

若下之必陷邪入腹。太陽緊反入裏則作痞。本證浮不在外則腹滿矣。豈徒微喘已哉。恐有加噦之慮。曰小便難。尤有不尿之慮也。欲求大便鞕而不可得。可勿慎歟。

陽明病。若能食。名中風。不能食。名中寒。

曁若能食三字。看似補點陽明中風之食量也。曁不能食三字。看似帶點陽明中寒之食量也。又似能食即胃家實之根由。下文凡可下之證。可作中風觀也。不能食即胃家不實之根由。下文凡不可下之證。可作中寒觀也。然試問陽明中風。果能食否乎。上條則腹滿。下條則時時噦。安有滿噦而能食之理。況陽明中風凡兩見。均無能食字樣乎。可知中風與陽明中風。名同而實異也。又可悟中寒與傷寒。名異仍非實同也。書陽明病。病太陽轉屬之傷寒。非陽明中風也。從病字生出中風字中寒字。以其能食。則寒入胃爲陽。陽能消穀。風主消。故名中風。寒邪脫化之代詞也。不能食則寒入胃爲陰。陰不能消穀。寒主凝。故名中寒。寒邪不脫化之代詞也。不能食固非實。若能食仍非實。能食初關於胃氣之强。不能食不盡關於胃氣之弱也。下文可下證。何嘗條條能食。不可下證。何嘗條條不能食乎。且得病二三日節。一則曰雖能食。再則曰雖不能食。兩雖字何等活潑。能食與否。何庸泥看乎本條二義。皆胃家實之陪客。非爲大承氣證辨眞僞也。蓋胃家受邪之始。儘有好惡之異同。中風中寒者其名。則能食不能食者其例。而變證之遲速。與見證之微甚。未始無因耳。

陽明病。若中寒。不能食。小便不利。手足濈然汗出。此欲作固瘕。必大便初鞕後溏。所以然者。以胃中冷。水穀不別故也。

陽明病就令非中寒。且能食。猶有愼下之條也。若中寒。不能食。其不可下也。更不待言。此行文以淺形深之法。舉中寒以爲例。欲人先從食穀上討消息也。獨是中寒二字下文不再見。而上條僅一見。吾知若字是轉語。。謂若異中寒。。則非特名中寒。。若字又異詞。。謂若是中寒。。則不得爲傷寒。。緣不能食不過與中寒同其名。。未嘗與傷寒同其實。。非可一例看也。。且但曰不能食。。則廢食未嘗廢飲可知。。宜其後陰不消穀。。前陰猶消水也。。何居乎小便不利若是。。夫寒邪入胃。。必藉糟粕爲護符。。水穀無兩全之地。。小便可以驗其水。。汗出可以驗其穀。。胃中積穀富於水。。故陽明病法多汗。。未有曰陽明病法多溺也。。假令身濈然而汗出解。。雖小便不利庸何傷。。無如手足有汗而不及其身。。顯見穀氣之旁落。。匪但穀不勝邪。。抑亦穀不勝水矣。。此亦有大便已鞕之端倪。。特下文言鞕不言固。。固之中非純然鞕

○○鞕之中是純然固○○鞕而且固則如彼○○固而似鞕則如此也○○此欲作大瘕泄之固者歟○○縱非大泄○○而偶爾便鞕○○初鞕必後溏之變相○○後溏乃不鞕之本色○○溏多於鞕○○故第曰初鞕不曰初頭鞕○○溏鞕非作兩橛看也○○所以然者○○其故有三○○以胃中過去之寒○○變爲現在之冷○○冷如冰結○○此固瘕證具之所以然○○水穀俱冷則水不消○○穀冷不足以敵寒○○水冷適足以召寒○○此因水穀不別○○爲中寒之的之所以然○○寒無有不沈○○則瘕無不泄○○欲作固瘕伏於中寒之前○○速成固瘕即在中寒之後○○此因小便可必其大便之所以然也○○

陽明病○○欲食○○小便反不利○○大便自調○○其人骨節疼○○

翕翕如有熱狀。。奄然發狂。。濈然汗出而解者。。此水不勝穀氣。。與汗共幷。。脈緊則愈。。

上條中寒水穀不別。。本條非中寒則水穀當然別。。上條水穀共幷之陽明病。。本條水穀不共幷之陽明病也。。書欲食。。則能食且饕矣。。非欲飲必富於水。。宜乎小便利。。徒欲食必貪於穀。。未易大便調。。乃前部反不利。。反字有疑竇。。後部卻自調。。自字有遁情矣。。吾不疑其大便之水穀不別。。吾獨疑其水穀已別。。大便有出路。。反小便無出路。。胃中之水。。不知其何往也。。得毋腎主二便。。腎又主骨。。其水不下輸於膀胱。。而蟄封於腎耶。。不然。。胡爲乎骨節疼也。。書其人骨節疼。。與其人之骨節無涉可知○○則不當求其故於骨節○○當求其故於肌肉○○假如病情不在肌肉○○何至翕翕然有發出太陽之熱狀○○又有不能遽出太陽之熱狀○○曰如有熱狀乎○○顯見其肌肉有水有汗有餘邪○○壓制骨節故疼也○○吾又不患其水之無出路○○轉患其穀氣之堆積○○且餘邪昏亂其穀神○○大便雖調○○仍有不調者在也○○書奄然發狂○○奄者精氣閉藏之貌○○穀生於精○○精氣無所泄○○則悍極而狂○○奄字从大从申○○大有激昂欲申之槪○○不知者方訝其病進矣○○孰意濈然汗出而解者○○其病情乃大白乎○○不曰譫語曰發狂○○譫語是受邪之狀態○○無力以解邪○○發狂是不受邪之狀態○○有威以解邪也○○特汗出較遲者○○看

似穀氣之不前。。值水氣之太過。。穀不勝水氣也。。乃曰水不勝穀氣。。汗生於穀。。胡不卽自汗出耶。。蓋有水以梗其汗。。始則邪水共幷。。邪藉水爲護符。。繼則水與汗共幷。。水藉汗爲護符。。緣穀氣卻邪兼卻水。。水氣戀汗不戀邪。。汗以解邪。。非以解水也。。水不能共幷汗以解邪。。不啻共幷汗以留邪。。邪氣水氣交迫於分肉之際。。病雖解而未信其愈者。。未盡穀氣之長故也。。曰脈緊則愈。。邪與汗相搏。。水與邪又相搏。。當然脈緊。。假令脈緩。。脈愈證未愈也。。惟證解脈未解。。留未盡之汗。。逼取未盡之邪。。脈由緊而不緊則愈也。。嘉言元御欲食句上加初字非。。嘉言翕翕然删翕字尤謬。。

陽明病欲解時○○從申至戌上○○

下文不云有潮熱者外欲解○○可攻裏乎○○其時外解裏未解可知○○裏解時尚有潮熱否乎○○從申至戌上○○卽日晡所之謂也○○假令其熱不潮○○似無以見陽明之王也○○胡本條無潮熱二字耶○○吾謂有潮熱不過陽明之衰而反王○○無潮熱纔是陽明之王而不衰○○陽明乃居中之正陽○○與太陽不相失○○故有兩陽合明之稱○○西下時其陽已夕矣○○況三陽之離合○○以摶而勿浮爲一氣○○試觀少陽之王於寅卯辰○○太陽之王於巳午未○○曷嘗現出不可向邇之浮陽乎○○若必衆目共見其當王○○則少陽必厥陽獨行而後可○○太陽亦證象陽日而後可也○○詎獨陽明之潮熱

不可掩乎。。夫潮熱者實也。。非實邪之炎熱。。乃正陽衰落。。返照入裏之時。。陽明之末路則可悲。。在實邪非以酉日爲可畏也。。惟欲解時。。庶幾復廣明之正位。。三陽會歸於一陽。。餘邪遂不知其何往。。然必於從申至戌上占勿藥者。。紀陽明之更始耳。。豈眞邪祟能擇時而去哉。。

陽明病。。不能食。。攻其熱。。必噦。。所以然者。。胃中虛冷故也。。以其人本虛。。故攻其熱必噦。。

陽明病不能食。。非中寒而何。。胡爲不書中寒。。反添出個熱字來。。仲景又翻前說矣。。乃不但曰熱曰其熱。。非指熱邪之熱。。明指其人之熱可知。。又曰胃中虛冷。。虛則非實○○無所用其攻○○冷則非熱○○更無其熱之可攻○○胃中旣不成問題○○則其熱二字無來歷○○再則曰其人本虛○○似指虛熱而言○○又與胃氣生熱無以異○○反覩一冷字卽熱字○○且夾入兩虛字○○攻一而冷連攻兩面虛○○何止於噦耶○○徒爲攻藥減輕其罪狀○○能保其人非加噦者不治耶○○此茫無端倪之所以然○○欲一求其故而不可得○○況其故有二哉○○吾謂其人之本氣虛○○故其人之標氣熱○○本虛處非不熱○○受邪者其虛○○標熱處未嘗虛○○不受邪者其熱○○緣熱邪入胃○○與虛冷不相得○○而與虛燥轉相投○○遂舍胃中而入大腸者意中事○○經謂胃寒腸熱者此也○○大腸視陽明燥本爲盛衰○○標陽亦因本氣爲轉

移。本熱故其標熱。特本熱爲其熱所掩。攻藥不及於大腸。則但攻其熱而已。夫攻熱且不可。況攻其熱哉。其熱一落。攻藥轉爲鑿冰之斧。與虛冷相入。必反響爲噦。此胃中無熱。腸間有熱之所以然。當明其故者一也。然則其熱安往耶。被攻則其熱必趨歸於其本。標本互根。熱邪自消滅於無形。攻藥反得以微罪免。是又不啻借其熱以去熱。非便宜於其人。實便宜於誤攻者也。攻之不至利遂不止者。胃虛無燥屎。腸虛無鞕便。以不能食之虛人。無續下之資料。故攻藥幸而落空耳。且虛冷之冷冷亦微。其得湯反噦者。微其人有反抗之熱力。不足以當之。此別證不具。惟噦證獨具之所以然。。當明其故者二也。。

陽明病。。脈遲。。食難用飽。。飽則微煩。。頭眩。。必小便難。。此欲作穀癉。。雖下之。。腹滿如故。。所以然者。。脈遲故也。。

上條胃寒腸熱。。本條又穀熱精寒矣。。穀受邪之熱。。金匱謂熱則消穀。。精受邪之寒。。金匱謂陰被其寒。。又曰穀氣不消。。氣者穀之精也。。穀熱故消穀。。精寒不消精。。此穀癉病之大凡。。不離乎半寒半熱。。所謂寒熱不食。。食卽頭眩。。穀癉證類如斯矣。。本條亦承上文食字推類而言。。與金匱僅易一字。。彼條曰發煩。。穀癉之已成者也。。本條曰微煩。。穀癉之將成者也。。又不離乎似能食似不能食○○其脈髣髴中寒而莫名其中寒○○其證髣髴中風而莫名其中風○○殆即風寒相搏之陽明病者歟○○書脈遲○○明明遲則爲寒矣○○彼非不能食也○○特食難用飽耳○○不盡寒也○○又非眞能食也○○飽則微煩○○煩爲熱象○○且頭眩○○眩爲風象○○乃飽後之狀態○○非未飽之狀態也○○是其消息不在穀而在精○○穀生於精○○穀與精不相食○○飢雖易而飽則難○○即飽亦穀氣無所加○○而穀熱有加○○加熱則煩○○微煩而不劇者○○有寒分故也○○況其頭眩○○頭者精明之府也○○精氣不上注於目而爲精○○故目眩而及於頭○○精氣流散○○將瀉而不存○○大便庸或易○○必小便難○○金匱指小便不通○○未暇計其大便也○○告之

曰此欲作穀癉。戒之曰雖下之。腹滿如故。何其層折之多乎。欲知其所以然。恐非一言一字所能盡。曰脈遲故也。一遲字道破矣。雖然。下文脈遲腹滿。明明有可攻裏三字也。則本證禁下之所以然。當求其故於金匱矣。金匱謂胃中苦濁。濁氣下流。其倉廩不實可知。下之則濁氣還入於胃。腹滿復腹滿。故曰如故。蓋受穀者濁。寒氣又生濁。合兩濁爲濁流。不流歸大腸。而流入膀胱。穀氣之行固遲。寒氣之行尤遲。流而不走。是脈遲之所以然。寒流膀胱未必黃。惟熱流膀胱。遂醞釀出寒中之熱黃。熱中之寒黃。是脈遲可徵明其欲作穀癉之所以然也。

陽明病。。法多汗。。反無汗。。其身如蟲行皮中狀者。。此以久虛故也。。

陽明病狀不一端。。莫不以汗出爲病信。。毋庸以法取汗。。自然如法以出汗。。胃家富於汗。。故曰法多汗。。歸其法於陽明。。有形之汗法。。則共見其汗。。無形之汗法。。即不見其汗。。仍可偵知其將出未出之汗。。緣邪氣必排泄胃中之穀氣。。惡熱汗出。。而後陽明之病始成也。。書反無汗。。明明自有而之無故曰反。。蓋顯見其汗已越出肌肉。。而未出毫毛。。皮中有汗。。皮外無汗。。形容其汗線不續之變態。。曰其身如蟲行皮中狀者。。一語繪盡無形之汗矣。。夫汗生於穀。。得毋新虛不能勝穀氣。。穀不充故汗不布耶。然既有作汗之端倪。則其故又不在食量上矣。醫者亦知汗出之機關乎。陽明一闔。所以別汗。太陽一開。所以布汗。開闔之機無虛隙。陽道實而後太陽直接陽明出其汗。虛則兩陽愈久而愈離。無病時其汗已不用命矣。況多汗之秋乎。特指之曰此以久虛故也。外邪乘虛而入。必重虛其虛。劃斷兩陽之畔界者以此。間斷兩陽畔界之汗者亦以此也。此非徒解釋無汗之所以然。欲人即無汗之故。從反面上勘出其虛。便能即有汗之故。從正面上進求其實。而有汗反虛。無汗反實者。又不在此例。法字之中有活法者存。長沙將與守法者言法也。

陽明病。反無汗。而小便利。二三日。嘔而欬。手足厥者。必苦頭痛。若不欬不嘔。手足不厥者。頭不痛。

書陽明病。注意在陽明之外證也。上條尚有外證之端倪。本條無有矣。書反無汗。即反無外證之詞。悉索皮中之汗信而不得。故無法多汗三字。曰而小便利。顯見胃中之水不受邪而穀護邪。小便下滲。可確定其無汗矣。是陽明署之表已闔。特未知陽明署之裏果闔否也。乃二三日三陽盡而陽明之闔力亦盡。寒邪遂逞其害穀之威。衝開陽明署之裏。從嘔逆而出。嘔之不盡而欬以張其聲勢。嘔欬不已。並牽引手足之陽。沒收入陽明署之表。不厥亦厥矣。手足之陽不伸。其邪必侮及頭部之陽。。不痛亦痛矣。。況諸陽俱痛。。有不吃苦乎。。此陽明外闔而內開。。寒邪亦非久留。。下文食穀欲嘔節。。吳茰湯可通用矣。。即本經與藥。。若前狀不再見者。。又當別論。。欬而不欬。。是寒邪之尾聲已過去。。欬罷嘔亦罷。。胃家自復回其原狀。。手足亦復回其原狀。。則元首諸陽必自若。。蓋餘邪爲天氣所轉移。。當從小便去。。便宜處是頭不痛。。倘二三日不見證無所苦。。法當如是卻不如是者。。餘邪恐未干休。。縱便宜於其頭。。未必便宜於其胃也。。以其諸證不具。。與無汗又相反故也。。

陽明病。。但頭眩。。不惡寒。。故能食而欬。。其人必咽痛。。

若不欬者。。咽不痛。。
不書汗字小便字。。祇迴應上文能食字。。得毋其人欲以穀勝邪耶。。既取償於穀。。並無缺於水。。謂其人有恙則可。。指爲陽明病則强矣。。且頭眩二字上文僅一見。。若但頭眩則病在頭。。夫非諸陽公共之頭哉。。胡獨於陽明有干礙耶。。以何者徵明其人之頭。。爲陽明病頭耶。。曰不惡寒。。寒邪已入陽明之界矣。。曰故能食而欬。。顯因食惹起其欬。。故字又另一原因。。不能以名中風三字括之也。。當求其故於頭眩。。尤當求其故於但頭眩。。頭不苦痛但苦眩。。邪氣倘未犯其頭。。既能食必不嘔食。。邪氣亦非阻其食。。是陽明寧不顧其頭而專顧其胃。。令餘邪不克屬胃○○而但屬上焦可知○○上焦出胃上○○納穀而進諸胃○○爲水穀之道路○○陽明欲保障其胃上○○必爭回上焦又可知○○獨惜其精陽氣不上走於頭○○頭者精明之府也○○無正陽以爲之宰○○就令食能用飽○○轉與穀癉之頭眩異而同○○能食亦難食等耳○○況旋食旋欬乎○○又顯見邪氣與燥氣爭食氣○○燥勝邪負○○則應聲而欬○○上條之欬其聲寒○○本條之欬其聲燥○○不待言矣○○何以又咽痛耶○○咽喉亦水穀之道也○○倘因痛廢食○○豈非咽痛甚於頭痛耶○○吾謂無論痛與不痛○○欬與不欬○○皆視其人之食氣爲轉移○○食以助燥○○則欬聲出於喉○○食以卻邪○○則痛狀形諸咽○○喉主天氣○○咽主地氣○○未有天氣升

而地氣不降之理。若不欬者。又地氣升而天氣降。轉運一番。其病若失。斯其人自若。何咽痛之有。若反是則但能食而喉不欬。但頭眩而咽不痛。喉嚨者氣之所以上下也。不欬則天氣無嚮應。衞氣必爲邪氣所持。衞出上焦。邪壓上焦矣。陽明但闔則閉塞甚。欲求咽痛而不可必。遑問其頭哉。仲景留未盡之詞。徐俟其人之反抗力爲何如耳。

陽明病。無汗。小便不利。心中懊憹者。身必發黃。

上兩條頭痛咽痛。尚非以實證惑人。承氣湯未必嘗試。若發黃則議下者多矣。彼穀癉頭眩且下之。況無頭眩乎。故立發黃二證。爲誤下者告也。書陽明病。病在穀。穀氣實。故穀色實也。水氣爲穀氣所轉移。驗其水。益信穀氣之實。太陽爲陽明所改變。觀其身。益信陽明之實也。書無汗。穀氣實其表。遑有汗乎。書小便不利。水氣停其裏。遑小便利乎。書心中懊憹。食氣忤其心。有不懊憹乎。下文大承氣證多半不言汗。小便不利亦一見。心中懊憹而煩亦一見。金匱黃癉病又多數不言汗。小便不利凡三見。心中懊憹之酒癉則兩見。惟陽明病三字。穀癉條下僅一見。且復見於上文。則本條之陽明病。似說入承氣湯證爲近。乃曰身必發黃。得毋胃家實亦發黃耶。非也。胃家之實是堅質實。黃家之實乃流質實。不觀金匱兩點流字乎。一則曰濁氣下流。再則曰熱流膀胱。試思胃中有燥屎。能流歸別處否乎。又曰小便不利皆發黃。發黃必先問小便可知。下文小便利屎定鞕者有矣。未聞小便自利能發黃也。汗出大便已鞕者又有矣。未聞但汗出能發黃也。既必發黃。必非胃實。若以身黃爲大承氣證之標準。則色莊胃家實者多矣。然則汗出亦有黃汗耶。又非也。黃汗從浴水得之。衣色正黃如蘗汁。水黃穀不黃。黃家從溼得之。屎色正赤如皂角汁。穀黃水亦黃。黃汗即黃癉之陪客。黃癉又胃實之陪客。本條非爲黃辨。爲黃與實辨。爲水穀之精華與糟粕辨。蓋恐人誤認精華之微。爲糟粕之實。將爲黃癉病所紿

耳○○

陽明病○○被火○○額上微汗出○○小便不利者○○必發黃○○

本條議下者更有藉口矣○○金匱火劫其汗爲熱在裏○○非明明有當下之條乎○○黃癉且當下○○况陽明病乎○○吾謂在金匱則當下○○在傷寒則不當下○○彼條其汗被火○○火從汗孔入○○入其肚○○非僅及其額○○肚有兩熱○○故當下○○本證陽明被火○○火從陽道入○○及其額○○非專入其肚○○肚無兩熱○○故不當下也○○然則火劫額上耶○○抑劫髮際耶○○不必計其着火於何部○○而陽明因惡火燄之故○○不敢自至於額顱○○證據在汗出○○足陽明脈盡於額而起於額○○額上之陽退○○不能與額中相終始○○脈微汗亦微

也。。陽明者胃脈也。。陽明散入於胃中。。穀氣必散出於胃外。。蓋邪氣藉穀氣爲護符。。火邪遂殃及其穀。。穀氣賴水氣爲救薪。。穀熱亦波及其水。。小便不利者。。水被無形之刦。。必發黃者。。穀被有形之刦也。。獨是上條發黃有身字。。治法具見於下文。。本條發黃無身字。。治法不見於下文。。度亦淺淡之黃。。尚非纏染其一身。。尤無議下之必要。。久之額汗止則陽明續。。火邪熄而黃亦去。。萬無釀成大承氣證也。。凡承氣證無發黃二字也。。

陽明病。。脈浮而緊者。。必潮熱。。發作有時。。但浮者。。必盜汗出。。

上文一路立證不立方。。醫者其躍躍欲試乎。。彼不過亟於驅邪耳。。亦知其邪有不攻而自破乎。。再立陽明三證。。歷指無形之去路。。如明人暗出者然。。恐人賊過而後興兵也。。書陽明病。。指全個太陽病卯入陽明。。全個陽明病影出太陽。。卽上言本太陽病屬陽明。。病情無甚變遷也。。稍爲異樣者。。太陽之陽浮。。浮於陽明。。陽明之陽浮。。署沉於太陽。。故太陽脈緊。。浮緊在言外。。陽明脈大。。浮大在言外。。若分言之曰浮而緊。。在太陽得之爲入裏之漸。。在陽明得之爲出表之漸。。一脈可作兩面觀。。雖謂陽明病卽太陽病可也。。究以何方爲病所耶。。吾謂餘邪夾在兩陽合明之縫中。。爲陽明所闔。。固不能入陽明署之裏。。亦不能出太陽署之表。。非兩陽合病。。

乃病合兩陽也。曰必潮熱。合明變爲合熱。潮熱是陽明爲政。非太陽爲政。特陽明以熱爭時則作。未以熱爭時則休。發作之時多。陽明病纔還諸太陽耳。陽明潮熱不勝書。往往熱愈潮而邪愈實。獨合明之熱。未始無感。餘邪畢竟畏陽明而不敢與并。而并於太陽。果緊脈去而脈但浮者。浮爲在外。乃太陽脈象。餘邪顯爲潮熱所不容。所急需者汗而已。汗之可乎。本證無汗出二字。其汗未至。無汗解之餘地。桂枝不中與。兩陽交迫。無發汗之餘地。麻黃更不中與也。縱邪尋去路。敢公然衝出重陽乎。必俟夜寐行陰之候。偷關而出。盜其汗以偕行。其解病差爲詭秘耳。上文脈緊則得汗○○水汗共并其汗易○○本條脈浮則盜汗○○兩陽共并其汗難○○勿認盜汗爲表未解○○裏未和也○○上文汗下○○猶得以驅邪爲藉口○○若邪已去而不知○○則毫釐千里矣○○

陽明病○○口燥○○但欲漱水○○不欲嚥者○○此必衄○○

邪盜陽明之汗○○因陽明新與其汗耳○○汗可盜○○血亦可盜乎○○陽明寧犧牲其血以逐邪○○尤出人意外也○○夫因病致衄何足異○○異在未衄而無必衄之端倪○○不同太陽目瞑而後衄○○頭痛而後衄也○○就如下文口乾鼻燥則衄○○猶謂陽明之脈起於鼻○○而後衄出於鼻也○○金匱目睛暈黃衄未止矣○○本證何嘗指出目睛乎○○就如漱口不欲

嚥。。金匱謂爲有瘀血耳。。未明言必衂也。。且陽明有瘀則善忘而屎黑。。本證胡爲主衂耶。。玩此必衂三字。。一若他證不衂。。而此證獨衂也者。。則口燥二字。。句中有眼矣。。書口燥不書咽乾。。可知陽明之勢力。。僅到咽中而止。。咽以下則無恙。。咽以上如口如鼻如額顱。。悉爲餘邪所布散。。非陽明所有地也明甚。。陽明既不到頭。。則餘邪與陽明之經血相容與。。是爲以燥易燥。。宜其鼻頞額顱無知覺。。但口中有知覺。。故特以口燥二字括之也。。何以但欲漱水不欲嚥耶。。水爲領氣之神。。欲領陽明之陽以上升。。爲拒邪作用。。非徒爲滌燥作用也。。嚥則陽明愈趨愈下。。故不欲也。。此陽明乞靈於水之用情

○○能轉移病人之吐納○○在病人無作意於其間也○○孰意水花噴翻○○陽明自爾游溢○○而餘邪亦從而以去○○不知者方以衂爲可駭○○吾謂微漱水之力不及此也○○蓋陽明之衂其陽伏○○金匱從秋至冬衂者陽明○○閉藏之義也○○太陽之衂其陽起○○從春至夏衂者太陽○○宣泄之義也○○吾故曰陽明祇鬭於咽之下○○正升邪自去○○特如其人之所欲○○絕不費力而驅邪○○爲議下者所未夢見焉已○○

陽明病○○本自汗出○○醫更重發汗○○病已差○○尙微煩○○不了了者○○此大便必鞕故也○○以亡津液○○胃中乾燥○○故令大便鞕○○當問其小便日幾行○○若本小便日三四行○○今日再行○○故知大便不久出○○今爲小便數少○○以津液當還入

胃中。故知不久必大便也。

一則曰大便必鞕。再則曰大便鞕。殆胃家實之謂乎。吾謂胃家實必然大便鞕。大便鞕又未必胃家實也。蓋關於胃家實之大便。因邪以實其鞕。則大便無從出。不關於胃家實之大便。邪未嘗實其鞕。大便仍有出也。不觀陽明病之汗與小便乎。曰本自汗出。精氣何等洋溢。汗源本自不窮也。醫更發汗。是發汗不止一次。且不獨微汗可知。差幸微汗亦可以殺餘邪。其胃又本有拒邪之能力耳。書病已差。謂邪氣無能爲。大有去志也。書尚微煩。謂穀氣留邪以自擾。與飽則微煩渾相若。穀不耐邪。邪亦不耐穀也。書不了了者。謂穀氣窮於對待。既留之而不能去之。欲求助於水而不得也。說明其故在大便鞕。謂必因大便之故留滯其餘邪。非因餘邪留滯其大便。餘邪無出路者在此。胃家無實象者亦在此也。夫既不實矣。大便胡以鞕耶。以亡津液。胃中乾燥。其故在更重發汗。醫藥令其鞕。餘邪未嘗令其實也。則不必亟亟以圖其大便。當問其小便日幾行。非問小便之利不利也。小便不利下文有大承氣證在。小便利亦有大承氣證在。與本證無涉也。又非問小便之數不數也。小便數有麻仁丸證在。兼有小承氣證在。亦與本證無涉也。問詞從本自汗出句生出。見其汗液有本原。可知其小便有本原。故有日幾行之問○○若本小便日三四行○○汗後之小便尙如此○○足徵其本來之氣化○○過人遠甚矣○○今日再行者○○正留無盡之藏○○爲大便蓄勢○○故知大便不久出○○便出邪亦出○○不了了者盡了矣○○本節語氣已完○○復申言之以堅人之信○○曰今爲小便數少○○言外謂單指今日之證爲然○○下文小便少爲未定成鞕者○○不在此論○○曰津液當還入胃中○○補出所以不攻自下之理由○○又重言其不久必大便○○玩兩必字○○先必其鞕○○復必其出○○卽不必其實之詞○○合上文自頭痛至衂○○六條六必字○○無非反襯個實字○○行文隨舉隨撇○○隨撇隨起○○豎津液還入胃中六字○○括盡承氣諸證○○緣凡承氣證無渴字○○必津液未竭

乃可言攻。觀下文導法條下。小便自利爲津液內竭。雖鞕不可攻。可悟本證就令小便自利。仍當俟其津液之還。非可造次從事矣。

傷寒、嘔多。雖有陽明證。不可攻之。

書傷寒。不冠陽明病三字。非無陽也。爲陽明悲也。悲其劫死中土而不去。寧犧牲其水穀之羨餘以供嘔。嘔多則水穀之精氣盡。而邪仍未盡。賸有胃中之糟粕。又適足以護邪。不釀成大承氣證不止矣。承氣證具。想亦陽明證具之代詞。不離乎胃家實者近是。上文胃家實三字。已爲下文可攻裏三字示其鵠。不曉用承氣湯者。殆不識陽明證者也。可攻二字前路縱未言及何妨竊取長沙之意以處方乎。雖然。攻胃實可也。攻陽明則不可。攻陽明病之實可也。攻陽明證之實則不可。胃家實分明曰陽明之為病。未有曰陽明之為證也。蓋陽明主病。而胃家主證。有潮熱者。下文所以立可攻裏之條。若陽明主證。而胃家主病。其熱不潮者。下文所以無與承氣之例也。大抵陽明不當其正位。不為內實所持。雖有陽明病。攻藥不戕及其陽明。陽明尚當其正位。反為內實所持。雖有陽明證。攻藥必戕及其陽明。舉可攻而不可攻者以為例。凡上文無一可攻之證不待言。吾獨疑其置胃家於不問。為太恝耳。吾又信其嘔多則胃中之物質無幾何。就令大便鞕亦鞕而少。。且嘔後當求救於食。。但鞕料無缺於食。。能食有加。。則熟腐之水穀。。排泄少數之鞕便而有餘。。陽明無恙在。。故傳化無恙在也。。

陽明病。。心下鞕滿者。。不可攻之。。攻之。。利遂不止者死。。利止者愈。。

本證何以無痞字耶。。因表有太陽在。。自有兩陽合明露其隙。。雖鞕滿不爲痞。。此陽明病所以異於太陽也。。形容陽明極枯於心下因而鞕。。形容邪氣充塞於心下因而滿。。鞕則無氣化之柔。。滿亦非物質之實。。特非攻不能除其滿。。不同下文心下鞕可少少與小承氣湯微和之也。。攻之又與陽明有牴觸。。陽明誠可憫。。抑亦仲聖之難也。乃曰不可攻之。何縱邪若是。不但曰不可攻之。轉輕許之曰攻之。何從衆又若是。復痛恨之曰死。欣慰之曰愈。死字寒攻之者之膽。愈字快攻之者之心。功罪兩岐。吾恐不可攻三字之空言。百世下無折衷矣。夫誤攻何以死。利遂不止。則心下之陽。一落千丈。烏乎不死。不死何遽愈。利止則氣承。承陽明而不傾。烏乎不愈。是一死一愈關於陽明之幸不幸。似於攻藥無恩怨也。何必嚴不可攻之禁耶。豈非坐視其長此鞕滿耶。鞕滿不過正邪之變相耳。柔者變爲鞕。邪衰則鞕復柔。虛者變爲滿。正勝則滿自虛。渾不加意而占勿藥。畢竟不攻者有好生之德。主攻者殆一夫之

流歟○○

陽明病○○面合赤色○○不可攻之○○攻之○○必發熱○○色黃○○小便不利也○○

本條一望而知陽明病矣○○堅人之信在面色○○陽明不困於心下○○而升於面上○○攻藥與面無抵觸○○可攻矣乎○○況面合赤色○○陽氣何等蓬勃○○想必爲實邪所蒸動○○始有如是之壯色也○○所謂正陽陽明者非耶○○吾非謂其陽之不正也○○吾細玩面合二字○○竊謂正氣邪氣○○皆無改易其面之權○○惟面合赤色以揭破其內幕○○覺不變者其病○○善變者其面也○○夫使面赤可據爲攻邪之標準○○下文大便已鞕者○○何必指有潮熱爲先例乎○○且凡潮熱證

具○○何嘗有面赤二字乎○○是蓋其色赤也○○非面上有熱色○○亦非緣緣正赤色○○乃不赤令其赤○○從假相看入其眞相○○方可借鏡於面也○○吾得而斷之曰○○陽明不克獨居其中土○○邪氣并居其中土○○并於陽則熱○○兩熱不相得則爭熱○○就令裏熱不形於色○○而表面卽裏面之符○○能令鏡中之形○○遁無可遁者○○面上居然有威信也○○不啻喻人以不可攻者也○○若實狀與熱狀未分曉○○竟悍然而攻之○○必將正氣邪氣一齊逐出○○一熱則兩熱俱發○○故不見色之熱○○但蔽以色之黃○○是又拍合兩熱爲一片○○不同身黃發熱○○可行梔子蘖皮也○○因而小便不利者○○豈發黃所應爾哉○○色黃而後小便不利○○恐此後難期

水道之通。。黃固無去路。。陽明亦無歸路矣。。縱濫與茵陳蒿湯無當也。。醫者亦知其何以小便不利乎。。攻藥一下。。陽明雖冒邪以脫險。。而中土已無承氣之足言。。地氣墜而不升。。小便從何禀天氣以下輸乎。。主攻而悖承氣之旨。。不死亦云幸矣。。即愈亦非旦夕間事也。。倘陽明以出走易。。迎陽明以歸舍難。。長沙不出方。。誤攻者將何以自贖乎。。

陽明病。。不吐不下。。心煩者。。可與調胃承氣湯。。

書陽明病。。邪氣病其左。。胃氣病其右也。。胃氣在右。。不能加於左。。邪氣在左。。不能過於右者。。陽明無從左右之。。以其爲中立之調停。。無所用其調停也。。曷以知其然耶。曰不吐不下。胃家實當然無吐下。下文所有承氣證。無且吐且下者。胃實則不吐不下四字無消說。若胃未實則吐下不吐下亦其常。乃不注意其吐下。獨注意其不吐不下。可悟長沙之眼光矣。蓋左方之邪。非不欲吐下其胃。特穀氣不予奪。無如胃氣不吐不下何。右方之胃。非不欲吐下其邪。特穀氣無乘勝。無如邪氣不吐不下何。此雙方欲戰不戰之病情。就令陽明病法多汗。亦無汗出之足言。汗生於穀。穀雖豐而胃不和。是亦飽食發煩之一端。非必吐下後始煩也。不吐不下之煩。爲本證所獨具。則不關於汗不出之煩。亦本證所獨具。胃絡上通於心。故曰心煩。心宮非被實邪之激刺。所難耐者舍吐舍下無汗解。煩莫煩於邪無去路也。何以不曰不可攻耶。上文歷言不可攻者。正與邪并耳。本證邪正相并而不并。不可攻者半。可攻者亦半。儼具兩可之承氣證。當然不可與者半。可與者亦半。自有兩可之承氣湯也。兩可非所論於大承氣。且可與未可與猶在下文。即小承氣猶嫌邪正合治也。惟調胃承氣對於未可與三字無反背。尚有可與之餘地。長沙籌之熟。纔初出一承氣湯於袖中也。勿執不可攻三字忌硝黃。有甘草則寓調於攻。勿執可攻二字疑甘草。有硝黃則寓攻於調。胃調斯胃氣載藥氣而行。胃氣所到之處。餘邪以不調調之。無殊以不

攻攻之。。邪祟縱不聽命於胃氣。。不能不受治於藥氣也
。。

讀過傷寒論卷七陽明篇豁解終

張仲景傷寒論原文

讀過傷寒論卷八

新會陳伯壇英畦著
男萬駒
受業鄧義琴 林清珊仝校

陽明篇豁解

陽明病。脈遲。雖汗出不惡寒者。其身必重。短氣。腹滿而喘。有潮熱者。此外欲解。可攻裏也。手足濈然而汗出者。此大便已鞕也。大承氣湯主之。若汗多。微發熱惡寒者。外未解也。其熱不潮。未可與承氣湯。若腹大滿不通者。可與小承氣湯。微和胃氣。勿令大泄下。

書陽明病。說到胃家實矣。何以可攻裏三字隨點隨撤。大承氣三字隨點隨撤耶。看似行承氣湯殊多顧忌也。語氣則外欲解外未解二句若矛盾。要以有潮熱熱不潮二證爲定衡。。則陽明圈外之病形。。可借鏡陽明之圈內。。從外勘入圈內之中心與畔界。。吾知實邪在中不在邊。。陽明在邊不在中之病形。。昭然若揭也。。例如脈遲。。非太陽病可知。。熱除而脈遲身涼。。太陽病除。。故陽明病作。。況汗出不惡寒。。明是陽明之外證乎。。非如太陽外已解之不惡寒也。。雖汗出不惡寒。。仍作外證論。。勿作外解論。。徵諸身重。。邪實必重墜其身。。輕清之陽不舉也。。且上下二氣不能相終始。。上氣不下則下氣不上。。必縮短其氣也。。上卽通下而下不通上。。縱非喘而胸滿。。亦腹滿而喘也。。諸證散見於下文。。獨於本條爲悉具。。就令不悉具亦其常。。惟有潮熱三字。。則點大承氣證之睛矣。如其有潮熱者。豈實邪之熱不能掩哉。乃陽明與當中之太陽同其軌。故與入裏之外邪異其趨。其日晡所發潮熱者。二陽之外觀無遮蓋耳。曰此外欲解。外邪不欲在外欲在裏。遂解開外面一層之黑幕。放光陽明者以此。據實胃家者亦以此也。陽明不啻爲與藥者示機宜。特以潮熱堅群醫之信。代裏邪寫照者又以此。此外證悉入在裏。故曰可攻裏也。非攻中土也。陽明居中而後土在中。中土因陽明爲定位也。然則可攻則攻耶。未也。恐有穀氣在。穀亡即土亡。土爰稼穡也。惟手足濈然而汗出者。纔是穀氣與邪氣不兩立。汗生於穀也。何以不言頭汗身汗耶。陽明落邊際。故汗從四末出。何以得濈然之汗耶。濈者和也。不與邪戰故汗和。不與邪和故汗出。此雖穀氣之旁落。無非物質與氣化不相承。曰此大便已鞕也。大便脫盡柔和之氣者也。大承氣湯主之。夫何疑義。若汗多則陽明無衞汗之能力。必爲實邪所包圍。其微露發熱惡寒者。非實邪突出陽明之圈外。乃陽明不能衝出實邪之圈外。外未解也。外圍解始有外熱。其熱不潮。其陽無信息矣。直囊括其熱其陽於實邪之中而已。設攻裏則邪正無兩全之地。未可與承氣湯也。然則小承氣亦不中與耶。若水穀之道路未斷絕。則胃氣猶足恃也。胃氣與實邪相失則相搏。搏極而至於腹大滿不通者。。無形之內鬨可想也。。可與小承氣微和胃氣。。胃氣勝當然有泄下。。有泄下當然腹氣通。。緣實邪鼠竄而去。。縱不下亦泄下。。特大泄下則胃氣不無損失耳。。曰勿令大泄下。。皆不在小承氣也。。二服先令其初服。。飲盡不飲盡。。更衣不更衣。。有分寸也。。方旨詳註於後。。

大承氣湯方

大黃四兩酒洗　厚樸半斤炙去皮　枳實五枚炙　芒硝三合

右四味。以水一斗。先煑二物。取五升。去滓。納大黃。煑取二升。納芒硝。更上火微煑一兩沸。分溫再服。得下。餘勿服。

承氣名者。。功也而德寓焉。。所承者非他。。承陽明而已

○○足陽明胃之溼氣○○承陽明之中氣○○手陽明大腸之燥氣○○承陽明之本氣○○此最現成之註脚○○何庸求諸别解乎○○陽明合燥溼二氣而居中土○○二氣相反不相失○○故一氣相得而相承○○燥承溼則溼制燥○○溼承燥則燥制溼○○亢則害○○承乃制也○○蓋燥者天氣也○○氣之清者也○○溼者地氣也○○氣之濁者也○○以覆載言○○則順而承○○地氣承天氣○○而後存而不瀉者地○○大便所以無太過○○以升降言○○則逆而承○○天氣承地氣○○而後瀉而不存者天○○大便所以無不前也○○雖然○○當其位則正○○非其位則邪○○正陽陽明當其位○○則生物者正○○萬物承之而不傾○○大便不溏者常也○○正陽陽明不當其位○○則害物者邪

○○萬物承之無不傾○○大便已鞕者○○失其常也○○本方傾之令其承○○非僅爲便鞕而設○○特傾邪不傾正○○承正不承邪○○其間不能以寸也○○緣實邪往往間斷陽明之本氣○○斷而未斷者陽明之中氣○○陽明之本氣歸大腸○○陽明之中氣即胃氣○○苟邪氣與胃氣相混淆○○方且調和胃氣之不暇○○遑敢戕及胃氣乎○○恐邪氣勝胃氣○○有調胃承氣在○○令胃氣勝邪氣○○有小承氣在○○而不能輕心以掉之大承氣湯○○必恰可至當而後行之者○○恐邪正之涇渭未分○○則有毫釐千里之謬耳○○不特此也○○本方明是小承氣湯加芒硝○○而煑藥次第○○則先煑二物○○後納二物○○非如小承氣三物合煑也○○邪與正合則合煑○○樸枳同

行。以樸枳助胃氣。邪與正分則分蕩。樸枳後行。以樸枳助藥氣也。假令小承氣先煑樸枳。則先行之大黃干犯胃氣矣。假令大承氣先煑硝黃。則先行之樸枳又牽動胃氣矣。凡先煑後行。後納先行故也。夫煑藥不如法。且有千鈞一髮之殊。況誤服承氣哉。戒曰得下餘勿服。其氣既承。便無餘事。再服則功敗垂成矣。陷硝黃於不義。誰尸其咎乎。

小承氣湯方

大黃四兩　厚樸二兩炙去皮　枳實三枚大者炙

右三味。以水四升。煑取一升二合。去滓。分溫二服。初服湯。當更衣。不爾者盡飲之。若更衣者。勿服之。

先攻邪氣。。後承正氣者。。大承氣湯也。。一面卻邪。。一面承正者。。小承氣湯也。。大承氣煑藥分先後。。二物與二物次第行。。本方煑藥無先後。。則三物並行。。豈非大承氣之故小。。小承氣之故大耶。。分別在加減芒硝耳。。二方胡大相逕庭耶。。不知有芒硝則與輭質相入。。而與輭氣不相投。。將聽命於大黃。。不聽命於胃氣也。。調胃承氣不去芒硝者。。物質未輭。。則藥力自柔。。聽命於甘草。。故聽命於胃氣也。。曰調不曰和。。但調一方面。。實邪以不調調之。。曰和不曰調。。兼和兩方面。。實邪以微和和之。。和而且轉。。矢氣出焉。。小承氣不止以和胃見長也。下文服湯往往曰轉矢氣。無更衣字樣。獨對於本證。則云初服當更衣。且更衣勿服。何叮嚀至是耶。不知腹大滿不通而後與藥。藥不旁行。必從中轉。其鉅力遠遜大承氣者。其潛力不亞大承氣。縱無芒硝爲嚮導。大黃亦通利品也。何又云大泄下耶。一次大便曰更衣。一日一更衣者其常。數更衣纔失日日大便之常。少陰篇末僅一見。不言大便言更衣者。已無大下之慮。泄下而曰大。非泄而復泄之謂。以泄物之多寡分大小也。又曰不爾。一更衣亦計較耶。當更衣尚有不更衣之時。可知不當更衣庸有更衣之候。下文少少與承氣湯者。誠恐更衣爲意料所不及。故寧取微教毋獲重咎耳。小承氣且載小心而出。況大承氣乎。

陽明病。潮熱。大便微鞕者。可與大承氣湯。不鞕者。不與之。若不大便六七日。恐有燥屎。欲知之法。少與小承氣湯。湯入腹中。轉矢氣者。此有燥屎。乃可攻之。若不轉者。此但初頭鞕。後必溏。不可攻之。攻之必脹滿。不能食也。欲飲水者。與水則噦。其後發熱者。必大便復鞕而少也。以小承氣湯和之。不轉矢氣者。慎不可攻。

書陽明病。不書手足濈然而汗出。則大便已鞕無憑證。大承氣湯殆毋庸置議乎。仲景又着眼在潮熱。仍示可攻裏之意。大承氣在所必用。惟嚴加限制。另立微鞕不鞕二證。並立可與不與二法。吾疑其朝令而夕改也。執微鞕與不鞕之比較。何難入大承氣之罪乎。若不大便六七日。微鞕亦意中事。復遲疑未決。曰恐有燥屎。又立欲知之法。則虎尾春冰之懼如繪矣。胡毫無顧忌。少與小承氣爲嘗試。是猶剖驗人腹者。以匕首不以劍焉已。豈大小承氣有天淵之別乎。書湯入腹中。轉矢氣者。玩轉矢氣三字。吾始悟仲景之手眼。非故作疑陣。自詡其操縱承氣湯以爲奇也。小承氣和胃氣者也。矢氣乃由胃氣追逐而來。緣實邪固結於燥屎之中。湯藥雖欲旁敲側擊其邪而不得。必合胃氣環集其旁。轉運一番。矢氣出焉。報信實邪者在此。報信胃氣者在此。。曰此有燥屎。。句中有眼矣。。胃氣如彼。。實邪如此。。攻邪與胃氣無涉。。故曰乃可攻之也。。若不轉者。。是邪轉正不轉。。非正轉邪不轉。。邪氣不肯放鬆胃氣。。胃氣從何放鬆矢氣乎。。曰此但初頭鞕。。後必溏。。言外則曰頭橛是邪。。後橛是胃氣也。。以其含有胃中之軟化。。仍是熟腐水穀之羨餘。。而後近胃則溏。。遠胃則鞕也。。不然。。溏與鞕亦何常之有。。胡爲瑣瑣於大便較量乎。。曰不可攻之。。爲胃氣惜耳。。不曰攻之必溏者。。以有大承氣之消息在前。。未必盡溏而不鞕。。特患攻之脹滿非大滿。。胃氣不通則大滿。。胃氣不行必脹滿也。。徵諸不能食。。豈有欲食之想乎。。欲飲水者陽明猶有自救之私耳。無如與水則噦。引水者陽明。噦水者其胃。雖其熱尚在。如胃氣之衰落何哉。惟望其一綫之潮熱。能轉移胃氣與否。徐徐以觀其後斯已耳。假令其後潮熱如前狀。手足縱無汗。亦作大便已鞕論。若其後發熱者。是其熱不潮之變態。未可與承氣湯句。何待復申前說乎。異在非徵發熱。則熱形諸外。且無惡寒。爲寒實於裏。無潮熱卻有外解之端倪。大便已鞕而多未可必。大便復鞕而少則可必也。鞕狀如前曰復鞕。不復溏故但曰復鞕。鞕復鞕者半。溏變鞕者半。是半爲胃氣鞕。半爲邪氣鞕。合言之則鞕多。分言之則鞕少也。此可想而知之鞕質。無事小承氣爲試驗也。惟以小承氣和之而已。胡與之不曰少。和之不曰微耶。胃氣柔而不鞕。和藥取其微。胃氣鞕而不柔。和藥不容少也。和之當然矢氣轉。又非有燥屎之明徵。矢氣轉則實邪無不轉。攻之可。不攻之亦無不可。以少許之鞕便。不難爲胃氣所推移也。若不轉矢氣者。豈徒初鞕後溏已哉。復鞕處純是後溏之變質。未脫離胃氣之柔。遂鑄成胃氣之鞕。安得有矢氣乎。觀其潮熱轉爲發熱。陽明之轉機已鈍矣。戒曰慎不可攻。凡不可攻證以本證爲加慎。無再攻之餘地可知矣。然則坐視其不轉耶。前此胃氣柔。故轉機捷。後此胃氣鞕。故轉機遲。其後不發熱。則陽明治矣。寧復有湯入腹中之速效乎。。矢氣註家作失氣。。失氣二字見本論霍亂門。。見金匱水氣門。。從讀作失。。義同。。

夫實則譫語。。虛則鄭聲。。鄭聲重語也。。直視譫語。。喘滿者死。。下利者亦死。。

書譫語。。爲死於譫語者書。。實爲死於胃氣者書也。。死於胃氣何以有譫語。。胃氣實則譫語矣。。胃氣何以實。。胃中之物質不實故胃氣實。。實胃質則庶幾不死。。實胃氣則難免於死也。。上條言愼不可攻者。。正恐其胃氣愈虛而愈實。。愈實愈譫語。。緣實則譫語。。凡金匱傷寒譫語證。。皆主實不主虛。。獨本證明是實。。卻明是虛也。。吾無以名之。。名之爲譫語中之鄭聲而已。。鄭聲爲何。。

其聲不應音。。其陰陽不應律。。例如在音本爲宮。。無何變爲角。。無何變爲羽。。彰彰木音尅土音。。土音尅水音。。殆變徵之音者非歟。。獨是辨音之難。。庸有誤會。。形容之曰鄭聲重語也。。則盡人可以耳得之矣。。譫語其聲陽。。鄭聲其聲陰。。如隔重門以自語。。故曰重。。金匱謂語聲喑喑然不徹者心膈間病。。非聲不在喉而在膈乎。。內經謂聲如從室中言是中氣溼。。非聲不在上而在中乎。。無胃氣以揚其聲而宣其語。。直是無氣之聲。。無聲之語耳。。此之謂更虛更實。。胃虛更爲實。。則臟實更爲虛。。臟氣與胃氣互爲盈虛者也。。於是實者氣入。。不爲臟氣所不容。。虛者氣出。。必爲胃氣所難收。。是又更臟氣之實爲胃實。更胃氣之虛爲臟虛。宜其語出於喉而聲出於臟。幾莫辨其鄭聲似譫語。抑譫語似鄭聲也。虛實不明瞭。則施治無標準。豈非人死之一憾事乎。死於虛不離乎死於實。死於鄭聲不離乎死於譫語。陽明譫語最足以惑人。復形容之曰直視譫語。顯見實邪非焦枯其糟粕。實劫奪其精華。水穀精華注於目。直視則目先死矣。何以喘滿下利均主死耶。五臟存精氣而不瀉者也。實氣反逼其臟氣。則從吸門而上脫。虛故脫也。實氣排泄其臟精。則從魄門而下陷。虛故陷也。夫宗氣衛氣營氣。凡三隊之胃氣。舉不足以禦邪。必變全體之氣爲實氣。金匱謂實氣相搏。血氣入臟即死者。氣死之也。素問陽明喘死曰連臟則死者。臟死之也。大抵實而不移者實在質。實而可移者實在氣。氣不虛而質實者陽明病之常。質不實而氣實者陽明病之變。譫語亦陽明病之常。譫語而死又陽明病之變。三陰病死未嘗有譫語。獨陽明以譫語死。三陰尚有胃氣爲心神之保障。雖將死而陽神猶未亂。陽明無胃氣爲心神之保障。即不死而陽神已先亂。實邪直接心宮故譫語耳。譫語是實邪。又常也。非變矣。

發汗多。若重發汗者。亡其陽。譫語。脉短者死。脉自和者不死。

上條譫語有兩死。欲誤攻者閱而生畏也。本條譫語一死一不死。。欲說汗者望而生畏也。。上條胃氣先死。。其陽之亡不亡無問題。。本條胃氣後死。。其陽之亡不亡有關係也。。書發汗多。。發開陽明之闔。。難乎其爲陽矣。。不冠陽明病三字。。汗多反令陽明不能支。。名屬陽明。。實無陽明之可屬。。若重發汗者。。則邪正易位矣。。書亡其陽。。三陽雖僅亡其一。。而廣明之地。。已無守土之官。。其邪必僭居陽明之簿署。。代其陽以爲政。。不亦昏乎。。書譫語。。無兩陽合明以白其語。。則語無倫次。。非必有鄭聲直視之駭入耳目也。。其氣未亡。。或其聲無恙。。其精未亡。。或其視無恙。。特陽亡則神亡。殆亡神之語者歟。。神亡故脈象不靈通。。而心陽無知覺。。心者神明之主也。合脈者也。陽明又胃脈也。更新陽明者脈。日新君德者亦脈。凡一十六丈二尺之脈。有五十度之循環。終而復始者。胃氣終始之也。長則氣治。胃氣未告終。庶胃脘之陽又從此始耳。若脈短豈徒短則氣病乎哉。其脈有終而無始。其陽亦有終而無始矣。死矣。然則脈長者不死耶。固也。無如重發汗則穀氣已損失過半。不能淫精於脈。脈不長者十之九。惟脈自和則短脈纔可以寸。寸之積續得脈之長。以不死之胃氣償其死。非不死於生也。不死於死而已。亡陽又安得脈和耶。陽明者十二經脈之長。亡其居中土之陽。未亡其與十二經脈相得不相失之陽。其不能受氣於胃之陽○○自有其陽之不和○○其尚有受氣於陽之脈○○自有其脈之和也○○蓋汗出裏未和而表和○○可希冀其胃雖未和而脈自和故也○○脈和究不離乎胃氣和○○不死之生機根於胃○○與小承氣可乎○○發汗後邪氣胃氣已分而爲二○○和之反牽之合爲一○○不特無所用其和○○且干胃氣之和也○○夫既自和矣○○何勞乞靈於小承氣乎○○

傷寒○○若吐○○若下後○○不解○○不大便五六日○○上至十餘日○○日晡所發潮熱○○不惡寒○○獨語○○如見鬼狀○○若劇者○○發則不識人○○循衣摸牀○○惕而不安○○微喘○○直視○○脈弦者生○○濇者死○○微者○○但發熱譫語者○○大承氣湯主之○○若一服利○○止後服○○

書傷寒。可發汗也。若吐若下後無汗字。其不解必矣。雖非亡其陽。適以亡其陰。不明言其陰者。陽明假合中見之陰爲其陰。水穀之海。自有間接之陰氣存也。奈何不大便五六日。上至十餘日。其津液不內竭者幾希矣。書曰晡所發潮熱。不惡寒。正外欲解可攻裏之時。大承氣在所必用。無如其獨語而非譫語。儼有人焉。與之同語者。其實則獨語也。彼獨陽者也。惟其獨則陰象環生。所接語者皆陽神幻成之病魔耳。曰如見鬼狀。其心神離而爲二者有之。其隨神往來之魂並精出入之魄。若即若離者有之。非鬼狀亦如鬼狀。經謂重陽必陰者此也。此猶就其末劇者而言。若劇者。發則不識人。覩人如鬼者又有之。對於人無知覺。對於物更無知覺矣。循衣摸牀。兩手亦爲獨陽所主使。欲求救於兩足之陰而不得。而後索及於衣。索及於牀也。又欲安放其兩手之陽而不得。而後與邪相觸則惕。不堪邪擾則不安也。最駭人是微喘。何難喘滿乎。不過其氣燥而未脫耳。且直視。何難重語乎。不過其精蔽而非奪耳。時發時止則可望其生。有發無止則死矣。意者脈大不死乎。又非也。亡陰脈大。則陽盛無制。惟弦脈乃陰陽未和之脈。於陽脈之中。覺有一線之陰以搏其陽。始有弦象。此陽極生陰。陰生於陽則生矣。脈濇者是陰陽不續。燥甚則裂。胃氣變爲散沙。烏乎不死。然則脈弦者主大承氣可乎。又未也。大承氣證無如是之浮動。大承氣脈亦不宜於浮動也。如其脈由弦而微者。則獨象劇象一齊斂抑。靜而不動。實而不浮。卽動亦微動。浮亦微浮。但發熱。非如前狀之潮熱。但譫語。非如前狀之獨語者。大承氣湯主之。攻實邪之不備。一服可以濈平矣。何以不少與小承氣。試驗矢氣耶。彼條無譫語。本證有譫語。則大便已鞕可知。又安知其非鞕而少耶。以小承氣和之何害。彼證患在鞕而溏。邪正混爲一。發熱是其後之變。本證並非溏復鞕。邪正分爲二。發熱乃其後之常。且但發熱譫語無劇證。則胃氣由不和而幾於和可知。獨不慮其津液內竭。雖鞕不可攻耶。本證非自汗出。非小便自利。與津液自亡者不同。且脈微則水穀之精微尚在。一服利則可。若利而再服。則津液又不可問矣。故戒之曰止後服。

陽明病。其人多汗。以津液外出。胃中燥。大便必鞕。鞕則譫語。小承氣湯主之。若一服譫語止。更莫復服。

陽明病法多汗。上言手足濈濈然汗出者。因病得汗耳。未有以汗得病也。若未經發汗而多汗。雖謂其人非病於病。實病於汗可也。蓋汗外出則邪內入。不啻讓道於邪。邪入則津液被其影响。恐津液不亡於汗。亦亡於邪。何以不曰津液外亡耶。匪因發汗而多汗。乃其人不耐陽明受病迫爲汗。。一若不自愛惜其汗者。。以其人本富於津液。。故避邪而外出。。非餘邪逐出其津液。。尚不至於亡。。亡津液則胃中乾燥。。津液尚存。。故不覺其乾。。第覺其燥。。加以譫語。。又不但露其燥。。儼露其實。。孰意其非有燥屎之燥。。乃大便鞕之燥。。津液外出多而還入少。。必有鞕便以徵明其燥。。必無燥屎以徵明其實也。。譫語又何自來耶。。上文兩見胃中乾燥無譫語。。下文一見胃中燥無譫語。。實則譫語耳。。燥亦譫語耶。。曰鞕則譫語。。實使之鞕。。則譫語形其實。。燥使之鞕。。則譫語形其燥。。故雖別人不實不譫語。。其人不實則譫語。。是其人之燥狀爲獨異。。吾恐其又有亡陽之信也。不亡於誤汗而亡於多汗。不亡於陽氣之外出。而亡於邪氣之內入。吾尤爲其人惜。惜其胃脘之陽無勢力。轉落陽明之本氣於胃中。坐令邪奪陽明之燥爍其胃。不還陽明之陽陽其人。叛陽明者津液。喪陽明者譫語也。吾爲其人計。津液不須治。止譫語足矣。下之可乎。發熱譫語非其人。汗出譫語非其人。不見其陽之盛。但聞其語之衰。大承氣不中與也。小承氣湯主之。不患不大便也。胡不與調胃承氣止譫語耶。其人非太陽病胃不和而譫語。殆如下條陽明裏虛。矢氣不轉之譫語。下條與湯一升更一升。非僅爲譫語而設。本證湯分二服與一服。純爲譫語而設。曰若一服譫語止。顯見大便之鞕是燥爲之。非實爲之。實則初服當更衣矣。詎獨止譫語乎。苟接一再與承氣之例。欲竟泄下鞕便之全功。則犯陽已虛復不可下之禁。微論一服莫復服。卽少與之不及一服莫復服。若盡飲之不止一服。更莫復服也。譫語止時。其效畢矣。

陽明病。譫語。發潮熱。脈滑而疾者。小承氣湯主之。因與承氣湯一升。腹中轉矢氣者。更服一升。若不轉矢氣。勿更與之。明日不大便。脈反微濇者。裏虛也。爲難治。不可更與承氣湯也。

書陽明病。謂其得大承氣之證。不象大承氣之脈也。

書譫語。實邪在中。擾亂神明。實證一。書發潮熱。

陽明在旁。。發動陽氣。。實證二。。假令脈但滑。。脈法滑爲實。。可攻裏矣。。無如滑而且疾。。來疾則上實。。去疾則下實。。實邪無定位。。恐非胃氣所能制。。殆如胃氣走避不及之疾脈。。陽明縱有王時。。胃氣則憊甚矣。。大承氣不中與。。小承氣主之。。取其和胃而有鋤强扶弱之功也。。得毋疾者徐之耶。。非也。。因邪氣追逐胃氣。。故以藥氣還逐邪氣。。與一升不爲多者。。欲藥氣尤疾於邪氣也。。邪氣轉於是矢氣轉。。但轉在腹中而不入腹下。。又非有燥屎之明徵。。不過藥氣轉移矢氣。。腹中之氣鳴。。非同胃氣轉移矢氣。。魄門之氣出也。。胃氣又胡肯干休耶。。胃氣虛則轉之無影響。。藥力方且安頓其虛機。。非疾馳胃氣也。邪氣實則轉之有影響。藥力方且疾馳其實質。非安頓邪氣也。一升藥分作各半用。燥屎之有無寧暇計乎。上文有燥屎則欲其無。不得已而與大承氣。本證無燥屎更勿令其有。不容已於與小承氣。二合不足論。當更加服一升。希冀其轉而復轉。矢氣出焉。非候信燥屎也。乃候信無燥屎也。蓋邪氣大轉則實者化爲虛。胃氣大轉則虛者歸於實。實邪脫離大便。故不實。胃氣行使大便。故不虛也。若不轉矢氣者。顯見邪氣胃氣已滾作一團。墜落傳道之中。欲泄不泄。欲下不下。阻礙其變化。今日當然不大便。倘與小承氣。就令少與亦大泄下矣。豈敢更與一升乎。寧勿造次。聽之可也。明日庸或有大便。胃氣多一日之積。邪氣便少一日之留。潛氣內轉。未可知也。不大便則實矣。設疾脈不如故。而滑脈則如故。猶易治也。奈何脈反微濇。經謂其氣來不實而微。此謂不及。微脈顯屬氣虛脈。與疾脈不相反之相反。而滑則從。濇則逆。滑則生。濇則死。濇與滑尤相反。裏實之脈反爲虛。是裏虛之證反爲實。塡其虛者實。掩其虛者亦實。不曰胃虛曰裏虛者。攻裏有禁也。攻裏則虛虛。温裏又實實。難乎其虛實兼顧也。苟援小承氣爲先例。以爲舍承氣無二法門。恐難治立變爲不治也。曰不可更與承氣湯。不獨大小承氣在必禁。卽調胃承氣亦在禁例矣。

陽明病。讝語。有潮熱。反不能食者。胃中必有燥屎五六枚也。若能食者。但鞕爾。宜大承氣湯下之。

首三句非複衍上條耶。上條明明不行大承氣。且曰不可更與承氣湯。止截承氣之後路。誰敢過問讝語潮熱二證耶。吾恐提起正陽陽明四字。不復記憶者多矣。書陽明病。寧有熟視無覩之正陽陽明病哉。蓋實邪既奪居陽明之正位。亂陽明之政。遂假傳陽明之令。於是乎有讝語。陽明不甘居正陽之末位。藉陽明之王。遂振興陽明之衰。於是乎有潮熱。舉讝語潮熱爲胃家實之表面觀。則燥屎鞕便無遁形。必非脈滑而疾可想見。。獨是能食不能食之疑竇未破。。醫者必斤斤於胃氣上較量。。承氣湯亦附諸模棱之手耳。。況上文先有攻之脹滿不能食之警告乎。。豈知本證能食於胃氣無所加。。不能食於胃氣無所損。。緣胃實則陽明無居中之餘地。。胃氣亦無在中之餘地。。不能與强食之邪爭食故也。。邪能劫食。。反不能食者。。邪欲已變爲燥質。。便無奪食之靈。。胃中必有笨重之燥屎五六枚。。與精鑿之粒食不相投者也。。若能食者。。豈胃中能容穀哉。。邪欲未殺。。則食入徒供灰燼之遺。。未嘗受氣於胃也。。以毫無英華之朽腐。。竄入大便之中。。但續成其鞕爾。。非煅煉成枚也。。抑亦具有五六枚之質胚也。。得毋燥屎是中寒之變相

○○輭便是中風之變相耶○○非也○○名風名寒○○不過胃氣受邪之始○○邪氣爲主動○○胃氣爲被動耳○○下文雖能食雖不能食二語○○何等活看○○矧本證全與胃氣無涉乎○○能食不能食五字是釋胃實○○非釋胃氣也○○胃氣雖在而無所用○○簡直是中氣之不承○○承氣湯之名所由立也○○曰宜大承氣湯下之○○至此始樂觀其下○○結束上文愼下之微旨也○○舍大承氣無兩宜之妙藥○○凡市上種種泄下品○○悉屏諸言外也○○

陽明病○○下血○○譫語者○○此爲熱入血室○○但頭汗出者○○刺期門○○隨其實而瀉之○○濈然汗出則愈○○

譫語有潮熱之陽明病○○則與胃家實相符○○乃正陽陽明

病之的證○○譫語無潮熱之陽明病○○是與胃家實不相符○○又正陽陽明病之反證矣○○蓋實邪居正○○陽明不得其正○○正外邪內則熱潮○○可徵明邪氣之入胃○○陽明居正○○實邪不得其正○○正內邪外則熱入○○可徵明邪氣不入胃也○○不入水穀之海○○即入榮血之經○○胃家主生榮血○○觀其下血○○是主血所生病者歟○○血熱旁流於胃外○○熱邪必與胃家為鄰○○陽明雖當中○○無長十二經脈之權○○直尸位而已○○譫語者○○陽神昏闇不得自○○陽明不安於其位可知○○曰此為熱入血室○○與經水適來之婦病將毋同○○彼證有血結無下血○○血斷則結○○血散則下耳○○彼證無汗此有汗○○但頭汗出者○○仍與奪血無汗同○○緣

陽明病法多汗。就令不但頭有汗。大都陽明外證之汗。非如太陽外解之汗也。況但頭汗顯屬外證之假相乎。又可見陽明之脈不循頭。不能爲頭汗之保障。血下則陽氣不能上故也。何以下血不愈耶。血室之血肝所主。血移熱於肝。則實其募。期門爲肝募。當以治婦人之法刺期門。隨其實而瀉之。其實不瀉。雖滲漏多血無當也。下血未止又何若。汗出則血止。汗爲血液也。豈非奪汗耶。正惟不可發汗。故以鍼化血而爲汗。同是平瀉法。彼證但鍼血。本證兼取汗。停鍼之久暫有分寸也。曰濈然汗出則愈。此眞陽明外解之汗。與轉屬陽明之汗不同論。亦即胃氣因和之汗。與大便已鞕之汗不同論。。舉不藥而愈之汗法。。反接上條非藥不愈之下法。。殆顧全胃氣之法外法乎。。太陽篇懸毋犯胃氣之禁久矣。。矧陽明病乎。。矧大承氣對於胃氣之犯不犯。。尤間不容髮乎。。

汗出。。譫語者。。以有燥屎在胃中。。此胃風也。。須下之。。過經乃可下之。。下之若早。。語言必亂。。以表虛裏實故也。。下之則愈。。宜大承氣湯。。

汗出譫語。。非小承氣證耶。。縱多汗亦大便鞕焉耳。。安有燥屎耶。。曰以有燥屎在胃中。。又非鞕則譫語矣。。乃實則譫語矣。。吾獨疑其燥屎之來歷。。不自太陽傷寒來也。。夫使由太陽而陽明。。則醞釀寒邪而化實。。雖實仍不離乎寒。寒主閉藏。往往有譫語無汗出。上文譫語有潮熱之大承氣證是。有汗出無譫語。上文潮熱兼汗出之大承氣證是。乃實邪之掩著則然。吾得而追原之曰。此胃寒也。陽明病有來歷者也。若無端而汗出而譫語。是陽明病無根據。故不冠陽明病三字。特書曰此胃風也。夫風亦寒之風耳。本非異於寒。特入類有陰陽開闔之殊。邪氣亦因之以爲虐。苟兩陽大開其門戶。寒邪遂得逞其迅疾之標氣。入胃而益肆。故曰胃風也。不啻風從胃起。忘乎其自中風來也。風氣散亂其胃氣。直害穀而已。汗生於穀。穀氣奪則燥屎成。風能乾物故也。下之與胃氣無牴觸。曰須下之。行大承氣不是過也。。雖然。。承胃氣則可。。承胃風則傾矣。。何殊以他藥下之乎。。惟徐俟過七日行經已盡之期。。風氣平而胃氣治。。可下乃下之。。就令尋常下藥。。料無虛陷之虞。。長沙亦聽之而已。。蓋因於風之屎乾而燥。。下之容易下。。不同因於寒之屎堅而燥。。下之未易下也。。爭在下之若早。。則無論何等下法。。皆助風氣而竄胃氣。。胃氣亂故語言必亂。。玩亂字。。可知陽明譫語。。非雜亂無章之比。。不過言詞互有出入耳。。緣有太陽之陽在。。燭照陽明之內邪。。其在躬之清明未喪也。。合上文重語獨語以形容其譫語。。重語如隔壁。。獨語如對人。。亂語無分寸。。惟譫語則無倫次也明甚。。申言之曰以表虛裏實故也。非謂其誤下致虛。謂其汗出爲表虛。譫語爲裏實。可徵明其胃氣之虛。既不固其表。亦不敵其裏也。夫陽明者胃脈也。經盡而後脈氣爲胃氣所轉移。表氣爲陽氣所轉移。庶表虛不作虛論也。下之則實者虛而虛者實矣。愈矣。他藥有如是之速效乎。下不如法。或當愈不愈。復過一經而始愈者有之。如欲其下之則愈也。凡不能上承胃氣諸下品。未有如大承氣之適宜者也。嘉言元御胃風作爲風非。

傷寒四五日。脈沉而喘滿。沉爲在裏。而反發其汗。津液越出。大便爲難。表虛裏實。久則譫語。

書傷寒。與上條胃風示區別也。邪在太陽耶。抑屬陽明耶。。四五日正介在太陽陽明兩方面。。當脈浮。。無如其脈沉。。謂爲太陽病不得。。謂爲陽明病亦不得也。。脈沉而喘滿。。喘滿乃兩陽之怫鬱。。謂全無太陽病不得。。謂全無陽明病又不得也。。得毋太陽陽明合病耶。。合病喘而胸滿耳。。未嘗脈沉也。。彼條太陽陽明均受邪。。邪在胸。。胸屬氣化之範圍。。乃兩陽公共地。。故曰合病。。本證太陽陽明不受邪。。邪在胃。。胃屬物質之範圍。。乃陽明私家地。。又無所謂合病也。。彼證不明言浮爲在表。。本證則明言沉爲在裏矣。。胃之中心乃爲裏。。胃之上則兩陽爲實邪所牽掣。。故喘滿與合病無稍異。。特有在裏不在裏之殊耳。。攻裏可乎。。喘而胸滿不可下。。又本論之大禁也。下之必陷其兩陽。烏乎下。然則汗之又何若。彼證明明主麻黃湯矣。雖發汗庸何傷。不知實邪正在排泄其津液。已無愛惜其汗之美意。乃不爲之保存。而反發其汗。是中實邪之計矣。助邪爲虐。安得不津液越出乎。津液出當然大便鞕。豈知愈喘滿愈動其大便。愈大便愈動其喘滿。覺大便之鞕不鞕猶其後。惟大便之難爲獨苦也。曰表虛裏實。豈同上條虛實之謂哉。上條太陽猶在表。過經則陽旺而表亦固矣。此則太陽爲實邪所持。陽在胸不在表也。表實無定期也。上條燥屎明在裏。過經則風靜而裏可下矣。此則燥氣爲喘滿所持。燥在上不在裏也。燥屎無實際也

○○如有燥屎。○○胡以目前無譫語乎。○○曰久則譫語。○○未敢遽信其鞕則譫語也。○○安知非兩陽無外主之能力。○○曰久氣餒而神昏乎。○○此陽明病脈沉而誤汗。○○又在可危之列者也。○○

三陽合病。○○腹滿。○○身重。○○難以轉側。○○口不仁而面垢。○○譫語。○○遺尿。○○發汗則譫語。○○下之則額上生汗。○○手足逆冷。○○若自汗出者。○○白虎湯主之。○○

表實裏實。○○卻與大承氣證相反對者。○○其惟三陽合病乎○○大承氣證邪氣實其裏。○○陽氣實其表也。○○本證則邪氣實其表。○○陽氣實其裏也。○○夫三陽合病。○○當然是發於陽○○本中風之外證。○○非傷寒之表證也。○○胡爲其實表耶。○○

蓋緣三陽之標陽。舉不足以禦邪。遂輕棄其外主之地。而退守於腹中。全伏陽明之闔力。爲閉關排外之謀。裏闔表亦闔。經所謂陽氣已虛。氣門乃閉者此也。閉則闔實其邪。皮毛腠理肌肉皆實矣。書腹滿。三陽全收入腹。烏得不滿乎。書身重。陽氣無從輕舉其身。烏得不重乎。曰難以轉側。陽氣非不內轉也。無如不能外轉何。故曰難也。然猶未足徵其實邪在表不在裏也。曰口不仁而面垢。不仁者木彊之狀。面垢者蒙塵之狀。可知實邪布滿一身。從皮毛而侵上。獨不敢明犯頭額者。以元首諸陽。猶高照在上耳。書譫語。陽氣內結則譫語矣。非實邪入裏也。雙方合病則趨勢在裏。然祇有下利嘔逆無譫語。三方合病則趨勢不在裏。故本證無下利嘔逆字樣。而但言譫語也。書遺尿。陽氣內逼其水道。則決瀆不禁。非塞極反通之理乎。曰發汗則譫語。表有寒可發汗。表有熱不能發汗也。陽氣怫鬱在表。可發汗。陽氣怫鬱在裏。亦不可發汗也。發汗則洞開其腹以內之門戶。爲熱邪入裏之導綫。又加多一層譫語矣。前此之譫語。不關有胃家之邪。後此之譫語。又添入少數之實邪。設泥守譫語主大承氣之例。悍然而下之。則邪未去而水穀之悍氣先陷。謝絕其額上之陽。生汗則奪血。無開目行陽。合目行陰之望矣。向之手足不逆冷者。雖陽氣內歛。尚有衛氣之外行也。誤下則衛氣不榮於四末。烏得不逆冷乎。誤下尤甚於誤汗。愛惜其裏。不能不霹靂其表。惟有訴諸白虎湯而已。獨是其表不解者不可與白虎也。假令脈浮發熱無汗無表證。則白虎中與矣。本論凡合病又無發熱字樣也。陽不浮則熱不發。此其所以爲合也。本證不獨陽不浮。並中風之外證全不見。如表寒束縛其身者然。重陽必陰故也。既不發熱。又無汗出。何者爲表解之蹤乎。若自汗出者。露出一線之外證。庶白虎不爲表證所陷阱也。承氣窮而後白虎出現。從大承氣對面處立方。白虎本爲無汗設。轉爲有汗設。又從白虎之對面處立法也。

二陽併病。。太陽證罷。。但發潮熱。。手足漐漐汗出。。大便難而譫語者。。下之則愈。。宜大承氣湯。。

亦有表虛裏實宜大承氣者。。其惟二陽併病乎。。兼併太陽入陽明闔力之範圍。。故不曰太陽陽明併病。。曰二陽併病。。半併太陽。。則太陽病證不罷。。全併太陽。。則太陽證罷。。證罷卽轉屬之互詞。。直謂之陽明病可矣。。何爲尚兼併太陽耶。。蓋收受太陽之邪者胃家也。。胃家未嘗併太陽。。乃陽明併太陽也。。曷以見其證罷耶。。太陽篇二陽併病。。明指病證不罷而言。。則有陽氣怫鬱種種之見證。。無發潮熱。。本條但發潮熱。。無彼條種種見證也。。陽明病曷嘗無潮熱耶。。陽明潮熱自潮熱。。汗出自汗出。。潮熱便是外欲解。。不必以汗解也。。太陽則必發熱汗出而解。。故乘陽明欲解之時。。併力稍鬆。。太陽纔有汗解之路。。於是有太陽漐漐之汗。。不象陽明濈濈之汗。。無如手足有汗身無汗。。太陽仍爲併力所持。。欲脫離陽明而不得也。。邪解又何嘗非汗出耶。。實邪方煆煉胃中之燥屎。。殆懾於兩陽之勢力。。未敢公然擾亂其穀神。。故未嘗頻頻譫語耳。。一旦大便牽動其實邪。。實邪又牽掣其大便。。覺大便難而譫語之端倪始露。。胃家實之端倪亦露也。。曰下之則愈。。何以太少併病則愼勿下之。。本證又可下耶。。凡太少併病。。皆在陽明之正位。。故有心下鞕之見證。。下之則太少俱陷矣。。本證非併入陽明之正位也○○不過陽明之標陽○○束縛太陽於肌肉之間○○去皮毛不能以寸也○○何以同是二陽併病○○一則下之爲逆○○一則下之則愈耶○○彼證邪無定在○○乍在腹中○○乍在四肢○○下之則傷胃○○本證則大便有邪在也○○何以不俟過經乃下耶○○太陽不在表○○設非下之○○則太陽不能復回本經矣○○豈非過經亦如故乎○○同是表虛○○上文過經後始宜大承氣○○本證未過經又宜大承氣矣○○

陽明病○○脈浮而緊○○咽燥口苦○○腹滿而喘○○發熱汗出○○不惡寒○○反惡熱○○身重○○若發汗○○則燥○○心憒憒○○反譫語○○若加燒鍼○○必怵惕○○煩躁不得眠○○若下之○○則胃中空虛○○客氣動膈○○心中懊憹○○舌上胎者○○宜梔子豉湯主

之○○
本條又從合病併病對面立證○○從白虎大承氣對面立方矣○○書陽明病○○謂其表裏似實卻非實也○○書脈浮○○浮爲在外○○言浮不言大○○陽明非大居正○○不能鎮壓其邪可知○○書浮而緊○○言緊不言沉○○餘邪非沉在裏○○其反抗陽明又可知○○書咽燥口苦○○顯見陽明之本氣○○脫離中土○○在咽鬯其燥○○在口化爲苦○○其燥苦幸未消滅者○○賴有舌上之陰液○○以維繫之耳○○書腹滿而喘○○陽明不能約束其腹○○則腹氣不收而滿○○腹氣不能約束其邪○○邪氣亦上衝而喘矣○○腹滿似乎實○○燥字苦字喘字○○皆非胃家實之惡證○○胡爲發熱汗出○○不惡寒○○反惡熱

。其外證之悉具若是。且身重。得毋陽明之裏其邪少。陽明之表其邪多。如三陽合病之腹滿身重耶。彼證腹滿無喘狀。身重又難以轉側也。設脈遲未發熱。身重腹滿而喘亦其常。無如其脈浮而緊。是緊搏其浮。顯見熱邪之反動力。格陽明以外出。稍越肌肉一步。實偪太陽則身重矣。若發汗則不獨咽燥。胃亦燥。非成燥屎也。溼乾則燥矣。書心憒憒。汗傷心液。其濁氣又不歸心。則憒憒而亂。書反譫語。實則譫語耳。鞕則譫語耳。不實不鞕而譫語。故曰反。若加燒鍼則不獨汗傷衞。鍼亦傷營。脈惕必神惕。故曰怵惕。營衞不交通。故曰煩躁不得眠。若下之則胃中空虛。客氣動膈。邪氣未嘗自有而之無。客氣反自無而之有。餘邪雖不敢明犯心宮。已大爲君主之憂矣。故曰心中懊憹。凡此皆爲陽明之害。惟舌上胎者。庶燥本猶存在。陽明纔有更始之根也。大承氣固不中與。即白虎亦過闕其陽。勿以其汗出而嘗試也。緣陽明反闔爲開。非合病併病之比也。其惟梔子豉湯乎。陽明不治。求治少陰。少陰與陽明相對待。有陰而後有陽。梔豉能汲收散漫之陽以入陰。復從坎水中吐出更新之陽。陽和則諸恙自平。誤治宜主之。即未經誤治。但諸證具而舌上胎者。微梔豉不能面面俱到也。

若渴欲飲水。口乾舌燥者。白虎加人參湯主之。

本條語氣。。看似合上條爲一條。。暗指諸證悉具而且渴。。故於渴欲飲水句上。。加一若字作轉語也。。果爾。。則口乾舌燥四字成贅疣矣。。與咽燥口苦句相去幾何耶。。吾謂若字單承燥字而言。。撇淸上條種種見證。。另提渴字。。恐人誤認渴飲爲胃家實證諦。。妄與大承氣也。。夫燥而至於渴。。雖較甚於前。。特前條喘則熱邪猶帶寒意。。故有喘無渴。。本證渴則熱邪已無寒分。。故有渴無喘耳。。書渴欲飲水。。焉有蓄水而能化化實之理乎。。顯見熱邪化燥不化實。。以熱邪之燥。。抗陽明之燥。。由心達舌。。由舌達口。。上條之燥。。不過及於咽。。本證不止及於咽矣。。書口乾舌燥。。太息陽明所在地。。僅依口舌之官以圖存。。咽以下則邪皴甚惡也。。何以上條陽明之外證不勝書。。而本條獨闕耶。。有外證當然有表證。。表證從喘字看出。。其表不解者無行白虎之例也。。無外證當然無表證。。表解從渴字看出。。無表證者有白虎加人參之例也。。獨是太陽脈浮發熱主白虎。。下文脈浮發熱主豬苓。。看似豬苓可代行白虎也。。不知太陽白虎證大都表裏俱熱。。陽明白虎證正宜裏熱表不熱。。假令口乾舌燥證具。。脈浮發熱證又具。。是太陽白虎證者半。。陽明白虎證者亦半。。豈白虎所能兼顧乎。。豬苓更不足論矣。。不然。。上條何嘗無脈浮發熱四字。。卻不止脈浮發熱四字。。可悟白虎證愈簡而愈明。。愈掃而愈專。。上條反接承氣證。。本條反接梔豉證。。若字實大翻前說也。。白虎證渴者加人參。。乃傷寒之通例。。妙在領陽明之燥氣以入胃。。與承陽明之燥氣以居中者。。異曲而同工。。承氣能存胃中之津液。。白虎能挈膀胱之津液。。以還入胃中。。謂白虎功兼承氣則可。。設二方調用。。又毫釐千里矣。。

若脈浮發熱。。渴欲飲水。。小便不利者。。猪苓湯主之。。

若字又翻前說矣。。設合上條爲一條。。何庸重複渴欲飲水句乎。。設合三條爲一條。。脈浮發熱四字。。仍嫌複上也。。脈浮二句。。既不删去。。豈非若字又單承上兩條燥字而言。。另行提起哉。。書脈浮。。不曰浮而緊。。熱邪未嘗反抗陽明可知。書發熱。無汗出各字樣。陽明外證不悉具又可知。書渴欲飲水。不曰口乾舌燥。陽明標浮而本沉又可知。熱邪化燥往往渴。陽明之本燥則不渴。燥溼相涵。故不渴也。正惟其渴。是爲以燥易燥。熱邪之燥有定在。陽明之本燥必無定在矣。書小便不利。顯見陽明之燥本。不堪邪擾。隨水道以漂流。反爲小便之阻力。故不利也。上條撮合陽明之標本。本在舌而標在口。本條攔截陽明之標本。標在上而本在下。要皆熱邪之爲害。與實證無涉。惟去其本無之燥。存其固有之燥。則雙方縮照矣。豬苓湯主之句。詳註方後。

豬苓湯方

豬苓去皮　茯苓　阿膠　滑石碎　澤瀉各一兩

右五味。以水四升。先煮四味。取二升。去滓。內下阿膠。烊消。温服七合。日三服。

脈浮發熱。。渴欲飲水。。太陽篇明明主白虎加人參也。。不過彼證無汗。。本證小便不利耳。。既無汗主白虎。。豈小便不利獨不可主白虎耶。。太陽病倘且取白虎。。陽明病反靳與白虎耶。。上條渴欲飲水主白虎。。本條忽主豬苓。。尤出人意外也。。不知本論凡白虎證。。無小便不利字樣。。設非小便不利。。舉凡無汗之白虎證。。與夫不言有汗無汗之白虎證。。白虎皆中與。。即三陽合病自汗出者亦中與也○○惟小便不利○○獨與白虎有異常之牴觸○○緣白虎一往無前○○稍阻碍其猛進○○則其進愈猛○○以霹靂肌肉之熱邪則可○○若小便由寒水之氣化而出○○苟白虎向寒水之經而用威○○源泉一動○○有滅頂之凶矣○○白虎非不下行清肅○○惟功成而後去○○庶所過之處○○行所無事耳○○彼上二焦亢盛之時○○正白虎見長之地○○若下焦燥熱○○長沙無濫用白虎明文也○○豬苓比白虎又何如○○白虎爲少陰之畏藥○○豬苓爲少陰陽明之通藥○○豬澤苓石○○純與水氣相投○○無非借飲入之水○○爲游溢精氣之資料○○妙在阿膠爲嚮導○○阿膠乃千里悠長之濟水○○合黑驢皮所化成○○自能引腎中之精氣○○洄接胃中之精

氣○○液生於腎○○液生則其渴自止矣○○不獨此也○○飲水多則陽明之燥本○○隨水下流○○尤爲腎關之障礙○○腎主二便○○其小便不利者○○燥乘腎也○○得本方轉運一番○○令胃中之積水○○從腎之外關○○領熱邪而下趨○○陽明之燥本○○從腎之內關○○秉陰氣以上行○○此以少陰續出陽明之手法○○又與梔豉湯異曲而同工○○能利小便者○○乃其餘事○○並非爲利小便立方也○○少陰篇豬苓湯條下○○無小便不利字樣○○本湯方下○○亦無得小便利則愈字樣也○○

陽明病○○汗出多而渴者○○不可與豬苓湯○○以汗多○○胃中燥○○豬苓湯復利其小便故也○○

豬苓湯非利小便也。如利小便。何以不曰小便利而渴者不可與豬苓湯乎。且利小便者尤患不利於渴而消渴。則凡以利小便見長者。便不對證矣。上條取豬苓以止小便不利之渴。非取豬苓以利渴欲飲水之小便也。豬苓湯不過與小便不利無牴觸。能令小便復其常。不利者亦歸於利焉已。其妙用全在運行胃中之水氣以止渴。豬爲水蓄。以藥名命方者。取其厥功在水也。假令陽明病。汗出多而渴者奈何。豬苓既能轉移其小便。自能轉移其汗多。汗液與小便互爲消長者也。吾謂渴而汗出多。則可與豬苓。蓋飲入之水。立化爲汗。舍豬苓以何湯下輸其水乎。若因汗出多之故。引水自救而渴。豬苓非神以止汗也。救渴不救汗。直與汗爭水而已。不可與豬苓湯。置汗多於不顧也。獨是靳豬苓而不與。豈非汗愈多而愈渴。愈渴而小便愈不利耶。曰以汗多。非關小便少。乃關於水少也。汗生於穀。穀氣不予奪。而後取償於水。以接濟其汗。渴飲正精勝卻邪之兆也。不觀太陽病欲得飲水者。少少與飲之。令胃氣和則愈乎。水與穀和故胃和。胃和斯汗和。汗和未有小便不和之理。是飲人自能占勿藥。不特於汗源有裨益。且為引導小便之先河也。何以上兩條飲水又無效耶。白虎證之渴。燥在胃上。水精不能抑之使下也。豬苓證之渴。燥在胃下。水精不能揚之使上也。。本證則燥在胃中而已。。能敵入胃之水乎。。中言之曰胃中燥。。水下則燥下。。必能曲盡水精之長。。無論小便已利與未利。。可作小便必利論。。何取乎復利其小便。。多此一舉乎。。非愛惜小便也。。可惜豬苓湯。。善用之則利小便乃其餘事。。不善用之則利小便令其獲咎耳。。蓋胃中之游溢未畢。。遽遣水氣以下行。。咎不在虛耗其小便也。。咎在留胃中之燥而不去。。反中熱邪之計故也。。寧缺豬苓。。而讓功於水。。此最便宜之陽明病者乎。。設與白虎又何若。。豈徒陷白虎於水穀之海哉。。必與胃脘之陽有牴觸。。尤有汗多亡陽之憂也。。豬苓且不可與。。白虎之禁不待言。。勒住豬苓。。即勒住白虎。。特起下文之四逆證也。。

脈浮而遲。。表熱。。裏寒。。下利清穀者。。四逆湯主之。。

不書陽明病。。傷無陽明也。。書脈浮。。浮爲熱脈。。浮屬表。。書浮而遲。。遲爲寒脈。。遲屬裏。。書表熱。。衆目共見其爲熱。。書裏寒。。衆目未見其爲寒。。非指陽明署之表熱。。陽明表之表。。太陽部分純是熱。。不獨陽明署之裏寒。。陽明裏之裏。。太陰部分尤爲寒。。太陽何以但熱而無寒。。手少陰之熱。。紊亂手太陽之熱。。是謂重熱。。重熱則寒。。熱不能掩盡其寒。。太陰何以但寒而無溼。。足少陰之寒。。轉移足太陰之溼。。是謂重寒。。重寒則熱。。寒不能掩盡其熱。。得毋餘邪化熱者半。。化寒者半。。

遂瓜分二陽爲半表熱。。半裏寒耶。。非也。。陽明者胃脈也。。爲十二經脈之長。。穀神爲之範。。失穀則胃脈不如經。。陰陽離合失其常。。陽與陽并斯陽氣絕於裏。。故脈浮而爲熱。。陽勝則熱也。。陰與陰并斯陰氣絕於表。。故脈遲而爲寒。。陰勝則寒也。。表熱不同表有熱。。重陽故變熱。。裏寒不同裏有寒。。重陰故變寒。。寒熱是下利使之然。。下利又清穀使之然。。緣穀氣受邪。。則中堅先陷。。遂劃然分出無穀氣之熱。。無穀氣之寒也。。清穀者何。。清者除也。。與圊同義。。非完穀不化之謂。。非見穀不見水之謂。。辨別不在乎穢濁中之若何質點。。當以脫離穀養之寒熱爲眞相。。少厥下利清穀曰裏寒外熱。。霍亂下利清穀曰內寒外熱。。清穀有遁情。。寒熱無遁形也。。夫在體之脈。。本熱而非寒。。自被化於穀。。則不寒亦不熱。。若陽道露其熱。。必陰道露其寒。。不相從。。故相逆也。。四逆湯主之。。薑附貫澈其陰陽。。甘草補償其稼穡。。救裏寒。。即救表熱。。止清穀。。即止下利也。。陽明病亦有四逆證耶。。此與大承氣證反比例。。承氣證中實則四面實。。患在下氣與上氣不相承。。四逆證中空則四面空。。患在上下中邊之氣不相承。。承氣湯傾之而後承。。四逆湯承之始不傾也。。

若胃中虛冷。。不能食者。。飲水則噦。。

亦有不下利可行四逆輩者。。若胃中虛冷。。則不至下利矣。溼土薄弱故曰虛。燥氣薄弱故曰冷。胃虛邪亦虛。胃冷邪亦冷。雖飽受餘邪而不覺也。其證據不過拒食引飲耳。不能食則中寒證仍在。非譫語潮熱。與有燥屎五六枚無涉矣。且飲水則噦。邪引飲而胃仍拒飲也。無精氣之游溢。不能上輸於脾。安得不反拒爲噦乎。未經誤攻。而噦狀先呈。此爲陽明病所無。一若陽明不病。而胃家獨病也。緣無氣化以任病。則無陽明以主病。故不冠陽明病三字也。首若字又反接上文語氣。可悟四逆證孰令能食能飲。不能放過其下利清穀也。本證孰令無下利清穀。亦可與四逆證並提也。又可悟白虎豬苓證能食不能食猶其後。萬無飲水則噦也。。虛冷何以不主治耶。。胃中不過不能多容水穀耳。。非絕水穀也。。期諸一候。。則胃氣復矣。。虛寒有變遷。。虛冷無變遷也。。

脈浮發熱。。口乾鼻燥。。能食者則衄。。

本條又燥而不渴矣。。何以胃不燥而鼻燥耶。。正惟胃中虛燥。。而後入胃之邪。。不化實而化虛也。。蓋溼土薄弱。。其燥無制。。則胃中之燥爲虛燥。。大承氣證化燥爲實。。白虎豬苓證化燥爲燥者。。無非利用其燥氣之不虛。。故燥合屎而成鞕。。燥合熱而爲渴耳。。本證則邪氣利用虛燥爲虛邪。。上走空竅。。由口達鼻。。故乾在口而燥在鼻。。手陽明脈挾鼻孔。。足陽明脈循鼻外也。。此雖於胃

家無所害○○而乘陽明之虛已可見○○觀其脈浮發熱○○非
居中之陽○○虛而無薄乎○○本燥虛故標陽亦虛○○熱邪又
從而閉之○○立何法以接續陽明之標本乎○○差幸胃雖虛
而未冷○○尚不至於不能食○○能食者未始無裨於胃中固
有之燥○○以反抗其鼻上本無之燥○○食氣入胃○○悍氣上
冲○○令熱邪經血○○同一道出○○因致衄者亦意中事○○手
足陽明病皆主鼽衄○○本證非病在衄○○殆即太陽病衄乃
解者歟○○蓋未衄則陽明標本之氣不相承○○得衄斯陽明
受氣於食○○本非承氣證○○轉收承氣之效○○承氣之爲義
甚大也○○

陽明病○○下之○○其外有熱○○手足溫○○不結胸○○心中懊憹

。飢不能食。但頭汗出者。梔子豉湯主之。
書陽明病。邪已入裏矣。乃胃未實而下之。邪又出外矣。書其外有熱。非表熱也。熱邪非越出太陽之部分。在陽明外主之部分。故曰其外。又非陽明之熱也。不關陽明自發之熱。乃邪氣化成之熱。故曰有熱。顯見熱邪避下藥之鋒。從裏遁出外。果從何道出耶。書手足溫。手足乃陽明汗出之孔道。汗可出。邪亦可出。邪不實則手足無汗出。汗不出則邪從手足出矣。獨是手足爲太陰標陰所主。溫則繫在太陰之明徵。又顯見陽明之標陽。不達於其外。太陰之標陰。不達於手足。而後有熱且溫也。蓋下藥洞開其中土。爲陽明太陰所必爭。。勢必反開爲闔。。而闔力愈固。。更無容邪之餘地。。差幸餘邪出於手足耳。。設上膈出胸。。則變爲結胸。。心下因鞕矣。。甚且鞕滿而痛矣。。書不結胸。。明乎熱邪在外不在裏。。未嘗壓制其陽。。故心下無所苦也。。書心中懊憹。。明乎太陰陽明能闔不能開。。反障礙其心陽。。故心中殊不適也。。夫陽明之所以主闔者。。特爲胃家容納之機關。。太陰所以主開者。。爲脾家運化之機關耳。。非胃主闔。。脾尤不主闔也。。脾胃闗閉。。而中無穀養。。烏得不飢乎。。又烏得能食乎。。吾恐其胃虛則衞氣不榮於四末。。手足之温不能久持也。。但頭汗出者。。可知衞氣尚充。。不過與手足之邪有牴觸。。反逆於頭而汗出耳。手足不逆冷。非額上生汗之比也。且汗出爲陽微。更非純陰結又可知。陽明存在。開其闔可矣。欲借助太陽之開力乎。太陽爲外邪所間隔。恐開力不逮也。惟有敵少陰之水陰。以轉動其陰陽。則手足濈然汗出解矣。頭汗云乎哉。梔子豉湯主之。何以舌上胎者旣主之以闔陽明之不能闔。頭汗出者又主之以開陽明之不能開乎。蓋坎中爲陰陽資始之元竅。梔豉有吐納坎陽之妙用。便有吐納三陰三陽之妙用。以少陰之主方。而不用諸少陰。固大有造於太陽。且有造於厥陰。況少陰與陽明相對待乎。

陽明病。發潮熱。大便溏。小便自可。胸脇滿不去者。

小柴胡湯主之。

書陽明病。指邪在陽明之部分者半。越出陽明之部分者亦半也。書發潮熱。非外欲解。可攻裏乎。乃既無汗出。亦無譫語。又非大便已鞕之明徵。顧不鞕可矣。胡以溏耶。大便純然有溼而無燥。則陽明脫離中土可知。何以小便自可耶。可者自適之詞。非自利也。言外則曰大便不自可也。可知實邪與大便無涉。腸胃無實狀。而胸脇有實狀也。胸脇仍是陽明勢力之範圍。尚能壓制其邪。脇下非陽明勢力之範圍。不能壓制其邪。於是邪氣與陽明互相糾纏。胸滿是陽明不肯鬆勁。着實於胸而不去。脇滿是邪氣不肯鬆勁。着實於脇而不去。。故雖大便溏。。不能泄胸上之滿。。何自可之有乎。。小便則稍舒其脇下之滿。。猶有自可之趣也。。爲餘邪謀去路。。從汗解乎。。抑從小便解乎。。陽樞一轉。。則水道愈調。。當從小便去矣。。小柴胡湯主之。。去胸脇之滿於無形。。此柴胡因勢利導之另一法。。比諸太陽篇先宜小柴胡湯以解外節。。尤爲省力。。彼條本柴胡證而誤下。。則邪勢向內。。本條非本柴胡證而未經誤下。。則邪勢向外。。毋庸尾以柴胡加芒硝也。。

陽明病。。脇下鞕滿。。不大便而嘔。。舌上白胎者。。可與小柴胡湯。。上焦得通。。津液得下。。胃氣因和。。身濈然而汗出解也。。

同是陽明病。。同是柴胡證。。何以上條發潮熱。。本證不發潮熱耶。。陽明不在胸而在脇。。則越出正陽之界矣。。烏得有潮熱乎。。夫脇下乃少陽之部分。。非陽明之部分也。。何以知陽明之出其位耶。。書脇下鞕滿。。本論凡鞕字。。皆非指邪鞕而言。。大便鞕指物質變爲鞕。。心下脇下鞕者氣化變爲鞕也。。在太陽則脇下痞鞕。。本證太陽無恙在。。尙非晦盲之候。。故言鞕不言痞耳。。陽明之閉塞實甚也。。何以胸不滿耶。。非便宜於其胸也。。滿狀橫亘於脇。。必連於膈。。上焦其治在心下膈。。脇滿可徵明其上焦之不通也。。且不大便而嘔。。下焦不能出。。縱有積穀而無所用。。此又關於津液之不下。。蓋大腸主津。。

傳道其大便。。變化出者津爲之。。小腸主液。。受盛而不嘔。。化物出者液爲之也。。然使陽明能行使其居中之職權。。雖欲不大便而不得。。更無欲嘔之理由。。誠以中州治則三焦無不治。。將津液與大小二便若往還。。自有如霧如漚如瀆之三焦爲終始也。。奈何其舌上白胎者。。豈胃中虛冷哉。。乃陽明之標陽在脇下。。陽明之本燥出胃中。。標氣脫離其本氣。。故頓失正陽之赤色。。僅現燥金之白色也。。燥氣又脫離其溼氣。。故全無胃中溼土之黃。。徒爲舌上燥金之白也。。曰可與小柴胡湯。。不曰主之曰可與。。得毋嫌其與舌白略有牴觸耶。。非也。。柴胡湯從脇下以轉動陽樞者也。。兩脇乃太陽陽明之隙地。。苟非闔實其竅隙。則柴胡能從容往復於胸脇之間。而運實於虛也。無如不滿胸而滿脇。無轉樞之餘地。反不足盡柴胡之長。以其與脇下不相入。通上焦則力有餘。通脇下則力未逮也。不然。加減法具在。其不行去大棗加牡蠣者。柴胡不能直抵兩脇故耳。胡不與調胃承氣湯耶。胃可調。脇不可調也。計惟以小柴代行調胃承氣湯。寧使脇下忍痛須臾。先令上焦得通而嘔止。津液得下而大便行。則餘邪自然退聽。而胃氣遂矣。曰胃氣因和。非僅言柴胡之效用也。見得柴胡本非調胃。乃胃氣不獨調而且和。纔有小承氣之潛力。一若不盡因柴胡使之然。未始非因柴胡使之然也。彼小承氣之和。。令邪與正和。。柴胡湯之和。。令燥與溼和。。是亦和胃之一法。。特脇下未和。。非小柴所能爲役。。必俟水穀之悍氣。。鼓動而出。。不獨手足有汗。。周身濈然汗出者。。驅餘邪以出外。。迎陽明以歸舍。。皆藉魄汗爲轉移。。故曰解也。。柴胡本無所謂汗解。。上條亦無汗出字樣也。。彼復與小柴胡。。蒸蒸而振。。卻發熱汗出而解者有之。。何嘗有濈然汗出之行所無事乎。。是柴胡爲功於胃氣。。胃氣又爲功於柴胡。。而後克竟全功也。。若以未數句爲譽揚柴胡之得力。。則可與二字無着落。。本節之言詮盡晦矣。。

陽明中風。。脈弦浮大而短氣。。腹都滿。。脇下及心痛。。久按之。氣不通。鼻乾。不得汗。嗜臥。一身及面目悉黃。小便難。有潮熱。時時噦。耳前後腫。刺之少差。外不解。病過十日。脈續浮者。與小柴胡湯。脈但浮。無餘證者。與麻黃湯。若不尿。腹滿加噦者不治。

陽明中風無外證也。傷寒纔有外證耳。以其不得汗。不同太陽汗出名中風。太陽中風太陽開。陽明中風陽明闔也。無如中風風在外。陽明闔則外邪不能開。不同傷寒寒在裏。裏邪闔而陽明反能開也。形容風氣之牽動。曰脈弦浮大而短氣。少陽欲轉不轉之弦脈。太陽欲開不開之浮脈。爲陽明之大脈所持。與陰脈不相接。是短氣之脈。比上文脈遲短氣尤甚也。不獨三陽氣短。太陰氣亦短。徵諸腹都滿。風邪環集其腹之外郭。關閉太陰。即隔絶太陽。體雖不痛。而脇下在腹都之旁。心在廣明之上。宜其脇下及心氣傷而痛。然猶未徵明其陰道之不開也。久按之。滿痛不劇而短氣反劇者。地氣不通於上。天氣不通於下。則腹都以內悉成虛器矣。加以鼻乾。陽明之脈起於鼻。鼻脈乾則不衂亦其常。假令得汗。陽明翻作太陽中風之汗。或爲按摩之力所潛移。汗解庸有之。奈何不得汗。陽明之闔也如故。外邪之不外向也亦如故。且嗜臥。避陽邪而戀陰。嗜臥無非畏衞氣之行陽。非如太陽病嗜臥爲外已解也。況一身及面目悉黃。太陰太陽又間接受病乎。太陰身當發黃。皆由太陰不開。鬱溼則熱流膀胱。而應在毫毛。故黃從身始耳。觀其小便難。顯爲小便自利之反證。特惑人處異在有潮熱。髣髴其外欲解也。豈知外風不能掩盡其潮熱。與裏實之潮熱又不同。裏實從無噦。時時噦便無可攻之時。裏實亦無腫。耳前後腫更無受攻之處。耳之前後連於頸。陽明之脈循頰車上耳前。病主頸腫。經謂陽明之經脈爲病。殆風邪竄入經脈使之然。非邪尋出路也。刺法具在。盛則瀉之。熱則疾之。少差而已。如外不解何。得毋刺之反其熱不潮耶。非也。傷寒之潮熱其熱浮。中風之潮熱熱不浮。浮爲在外。不浮何外解之有。如望其浮。。俟病過十日。。經兩候胃氣之續。。脈續浮者。。續出之浮。。非復前此夾雜弦大之浮。。必外邪之壓力稍鬆。。陽明纔與太陽相直接也。。與其留餘病於陽明。。毋寧移餘病於太陽。。與小柴胡湯。。變通柴胡解外法。。太陽先宜小柴胡湯以解外。。本證先與柴胡以達外。。令陽明之浮。。翻作太陽浮。。脈浮者病在表。。但浮顯非陽明脈。。申言之曰無餘證。。陽明證解脫無餘矣。。作太陽病但脈浮者與麻黃湯論可矣。。獨是中風外證也。。宜桂不宜麻者也。。陽明不得汗之中風。。又可作太陽不得汗之傷寒論。。彷太陽與麻黃尾小柴之後。。得汗自不待言。。身和汗自出也。。雖然。。十日之久。。中氣之桎梏爲何若。。

苟脾不能爲胃行其津液。。不大便猶可。。若不尿則陰不生而陽不長。。脈沉則有之。。安得有續浮之脈乎。。書腹滿。。不獨腹都滿。。又加噦。。滿處不噦。。而滿上加噦。。前此之噦。。尚潛通於腹。。後加之噦。。若脫離其腹。。腹滿無轉移。。是陰陽開闔之機無轉移矣。。斷曰不治。。風氣散亂其陽氣。。就令再過十日。。亦無陽氣之可承。。血氣并走於上。。大厥立至矣。。治云乎哉。。

陽明病。。自汗出。。若發汗。。小便自利者。。此爲津液内竭。。雖鞕不可攻之。。當須自欲大便。。宜蜜煎導而通之。。若土瓜根。。及與大豬膽汁。。皆可爲導。。

書陽明病。。陽明大居正。。前路未提及久矣。。得毋正勝而邪負乎。。書自汗出。。不關實邪逼出其汗。。乃中立不倚之陽明。。行使其精勝卻邪之自汗。。陽明之強有力可想也。。若援汗出不徹之例。。補行汗劑。。爲之發汗。。令實邪不敢僭居其正位。。是亦扶正抑邪之一法。。卽非邪從汗解。。亦從小便去。。緣汗藥移轉餘邪屬上二焦。。必爲決瀆之官所不容。。一旦陽明下行其清肅。。而小便自利者。。正汗藥予邪以出路也。。意者大有造於津液乎。。太陽小便不利亡津液。。且曰得小便利必自愈。。況津液未亡哉。。雖然。。篇內發汗則愈者僅一見。。可發汗宜發汗亦一見。。未嘗稱道其小便利也。。矧明明有津液越出及亡津液之汗禁乎。。汗多不可與豬苓。。又何嘗樂觀其復利小便乎。汗固不留。小便尤不約。是兩奪之道也。警告之曰。此爲津液內竭。勿謂小便利則津液藏也。乃津液不亡之亡。不出之出。漏卮於小便之中而不覺。故曰內竭也。汗藥似有功於陽明。實無德於陽明。倘執小便利屎定鞕爲可攻之憑證。以大承氣湯獲咎。非汗藥階之厲乎。嚴限之曰雖鞕不可攻之。寧恕其誤汗。不恕其誤攻。何提防若是。微鞕尚與大承氣。不鞕不與之耳。雖鞕亦不准倡與承氣湯耶。其熱不潮。非早懸承氣之禁哉。熱不外呈。是陽明未退出其正位。凡攻藥必集矢於陽明。遺邪之多少猶其後。陽明之傾覆可立見也。不更衣又何若。陽明居中。則傳道之令猶行。。斷無不自欲大便之理。。大便欲出不出奈何。。津液竭當然無津液還。。宜其大便久不出。。出大便非舍攻藥無利器也。。有導法在。。曰宜蜜煎導而通之。。玩通字。。注意在通不在下。。卽上文上焦得通之義。。換言之則下焦得通。。津液得上。。陽氣因承矣。。導法詳註於後。。

蜜煎導方

蜜七合一味。納銅器中。微火煎之。稍凝似飴狀。攪之。勿令焦著。欲可丸。併手捻作挺。令頭銳。大如指。長二寸許。當熱時急作。冷則鞕。以納穀道中。以手急抱。欲大便時。乃去之。

豬膽汁方

大豬膽一枚。瀉汁。和醋少許。以灌穀道中。如一食頃。當大便出。

導法首推蜜煎。土瓜根次之。豬膽汁又次之。曰宜曰若。曰及與。曰皆可。蓋有輕重焉。吾謂大豬膽汁一枚。尤令人莫名其妙。玩瀉汁二字。可見其作用之精矣。六腑中獨膽爲奇恆之腑。存而不瀉。不同腸胃傳化之腑。瀉而不存。其所以不瀉者。膽衣包裹其汁也。瀉其汁則不存。仍有留存之義。不離乎愼下之微旨也。且膽汁乃與生俱來之原料。與後天之津液。有盈虛消長者不同。則一點膽汁。便化出無限津液可知。

少陰白通加豬膽汁湯。。霍亂通脈四逆加豬膽汁湯。。雖非純爲救津液而設。。而下利下斷既賴其轉移。。津液亦受其賜矣。。彼方人尿和膽則膀胱之津液存。。本條醋和膽汁則大小腸之津液生。。大腸主津。。小腸主液故也。。膽與蜜之比較。。石蜜甘潤。。捻長如指。。取象大便。。化鞕爲柔耳。。土瓜亦取象大便之形。。其根尤爲柔輭。。與蜜煎同義。。究不如膽導之精義入神也。。胡膽汁反居第三法耶。。長沙重在通大便以承陽氣。。非重在通大便以以存津液。。津液乃陰陽摩盪之質點。。有氤氳當然有津液。。未有一氣相承。。而津液不生之理。。苟偏重膽導。。則人人第知津液之可貴。。承氣之手眼盡掩矣。。獨是土

瓜根用法未詳。。外臺謂以土瓜根削如指狀。。蘸膽汁入
穀道。。合兩法爲一法。。未免附會。。元御謂土瓜根汁入
小水筒。。吹入肛門。。大便立通。。此說尚有經驗。。吾謂
三項導法。。隨手拈來。。自成妙諦。。師其意以行其是。。
不用膽汁也可。。但用膽汁也亦無不可矣。。

讀過傷寒論卷八陽明篇豁解終

張仲景傷寒論原文

讀過傷寒論卷九

新會陳伯壇英畦著
男萬騶 受業鄧羲琴 林清珊 仝校

陽明篇豁解

陽明病。脈遲。汗出多。微惡寒者。表未解也。可發汗。宜桂枝湯。

本條看似與上文陽明病脈遲節。若汗多。微發熱惡寒者。外未解也數句。語意相類。得毋彼條未立桂枝湯。本條補立桂枝湯耶。非也。彼條表解外未解。開始不惡寒。明明表解矣。本條未嘗不惡寒。表且未解。遑問其外哉。夫既汗出多矣。何以表未解耶。陽明署之表未解耶。抑陽明表之表未解耶。又非也。陽明表之表。是太陽表未解。汗後惡寒者虛故也。方與芍藥甘草附子之不暇。何暇及桂枝乎。卽桂枝證在。微惡寒者亦宜桂枝去芍加附矣。况脈遲者在太陽無發汗之例乎。表字非指太陽病證未罷可知。若陽明闔實其表氣。則反無汗。安有汗出多而陽明署之表尙闔乎。然則表字從何處看出乎。吾謂從陽明之內裏看出。指寒邪帶表證以入陽明之腑。雖反逼其汗。未脫化其寒。遲爲寒。故脈遲。陽明病法多汗。故多汗。惡寒不在外而在內。故曰微惡寒。曰表未解也。言外則曰縱有汗出多之外證。仍有可發汗之表證也。曰可發汗。宜桂枝湯。不曰解表宜桂枝湯。又與太陽攻痞節不同。

彼條解太陽以達表。故無發汗字樣。本條解表邪以達外。故有發汗字樣也。陽明外未解反不宜桂枝。桂枝祇能解陽明之邪。不能解陽明之陽以達外也。暨表未解三字。見得陽明腑內非盡內證。尚有表證也。見得陽明內實。祇許有外證。不能夾雜絲毫之表證。方爲胃家實之的證也。

陽明病。脈浮。無汗而喘者。發汗則愈。宜麻黃湯。

本條明是從上條連類而及。麻桂同爲發汗而設。得毋桂枝宜於汗出多之表未解。麻黃宜於無汗之表未解耶。本證無微惡寒三字。不能作表未解論可知。太陽篇之表未解者多矣。在陽明則以上條爲僅見。此外未之見也。汗出而外未解者有之。凡汗出條下無表未解三字也。不得汗而外不解者有之。凡無汗條下又無表未解三字也。陽明有內證外證。無表證者也。以其惡熱不惡寒。表證之本色無存在故也。上文外不解纔與麻黃。謂麻黃治外不解則可。謂爲治表未解。則無明文矣。然則本證亦外不解耶。非也。本條無中風二字。多而喘二字。明明邪氣在裏不在外。與外不解無涉也。抑或裏未解耶。又非也。陽明有攻裏法。無解裏法。上文自懸醫重發汗句爲殷鑒。諄諄垂發汗之戒者。篇內凡十見。皆指在裏誤汗而言。不觀脈沉而喘滿節。沉爲在裏。而反發其汗之流弊乎。書脈浮。就令不在外。亦非在裏矣。書無汗而喘。但曰喘不曰滿。與胸胃無影響。則餘邪無化實之意可知。無乾燥狀。無渴飲狀。則餘邪非反抗陽明之燥又可知。脈浮當有汗。其所以無汗之原因。非陽明鞏固其汗。乃陽氣與邪氣相摶。高舉而親上。爲肺氣所合。手太陰與手陽明有同氣之關切。無汗而喘。移病於肺矣。麻黄湯稟天氣而行。發汗而有徹邪之妙用。故曰發汗則愈也。與治太陽無汗而喘同一手眼。特太陽在表。喘則牽制其周身。故有身疼腰痛諸見證。陽明居中。則困苦在中。故無太陽種種見證也。不能目陽明病作太陽病也。

陽明病。發熱汗出。此爲熱越。不能發黃也。但頭汗出。身無汗。劑頸而還。小便不利。渴引水漿者。此爲瘀熱在裏。身必發黃。茵陳蒿湯主之。

本條文義。又多疑點矣。吾非疑陽明病之發黃。吾疑其既曰不能發黃。又曰身必發黃也。吾非疑發黃由於瘀熱。吾疑其既曰熱越。又曰瘀熱在裏也。如謂汗出所以不發黃。下文何以發汗已。身目爲黃。吾疑其汗出有別故也。如謂頭汗出所以必發黃。上文熱入血室但頭汗出。何以不發黃。飢不能食但頭汗出。何以不發黃。吾疑其頭汗又有別故也。發黃不發黃分兩證。則熱越不熱越分兩人。乃但頭汗出四字。上無一若字作轉語。吾又謂其非作兩人看也。以其形上之熱。以汗界爲界綫。僅有一層熱。形下之熱。以黃界爲界綫。卻分兩層熱。此非能發熱便能發黃。乃不能發黃便非能發熱。緣表面一層熱。是外越之熱。熱色淺於黃。裏面一層熱。是內越之熱。黃色又淺於熱也。底面熱夾出一層黃。就令身及面目黃。都非太陽能發陽明之黃。否則面目及身黃。亦非陽明能發太陽之黃。況頸以下能黃。頸以上不能黃乎。不能發黃則黃不盡。熱尤未盡。祇有汗盡而已。然使身有汗頭無汗。未必身不黃而頭黃。無如頭有汗身無汗。勢必頭不黃而身黃。上文身黃曰無汗。悉黃曰不得汗。可例看也。且頭汗劑頸而還。手陽明支脈從缺盆上頸。其汗出自陽明者還諸陽明。是陽明不特無能力以發黃。並無能力以出汗。更無能力以小便可知矣。彼小便自利。太陰不能發黃則不黃。若小便不利。陽明不能發黃仍有黃。金匱謂小便不利皆發黃者此也。又曰諸病黃家。但利其小便。殆即小便不通。熱流膀胱之謂歟。膀胱熱必三焦熱。觀其渴引水漿。顯見決瀆之令不行。而後仰給於水。化赤之汁不足。而後取償於漿也。曰此為瘀熱在裏。三焦膀胱裏熱則如此。胃家裏實不如此也。陽明胃實無發黃。陽明發黃非胃實。胃主肌肉。非應在腠理毫毛。惟胃移熱於三焦膀胱。則腠理毫毛其

應○○徧體是腠理毫毛之黃○○故不必太陽能發黃○○而身必發黃○○承氣湯不中與○○茵陳蒿湯主之○○方旨詳註於後○○

茵陳蒿湯方

茵陳蒿六兩　梔子十四枚　大黃二兩去皮

右三味○以水一斗○先煑茵陳○減六升○納二味○煑取三升○去滓○分溫三服○小便當利○尿如皂角汁狀○色正赤○一宿腹減○黃從小便去也○

發黃無有不熱越○○不過有形之熱越○○熱在黃外○○無形之熱越○○熱在黃裏而已○○下文本方主身黃如橘子色○○金匱本方主久久發黃之穀癉○○治發黃無非治熱越○○故

不明言熱越耳○○揭熱越二字○○可悟發黃非胃家實之眞相○○揭不能發黃四字○○又可悟發黃非陽明病之本色○○方下曰黃從小便去○○不曰黃從大便去○○曰尿如皂角汁狀色正赤○○不曰尿如皂角汁狀色正赤○○是專指前部而言○○顯與燥屎鞕便無涉○○獨是金匱黃癉無禁下明文○○熱在裏曰當下之○○自汗出又曰當下之○○發黃旣當下○○大黃硝石湯與大承氣湯何擇乎○○不知黃家所得○○從溼得之○○雖被寒而溼主病○○溼旋熱而旋實○○故可下○○本證當於寒溼中求之○○雖協溼而寒主病○○寒化熱未化實○○則不可下也○○下文發汗已○○身目爲黃○○明曰不可下矣○○豈汗出爲表和裏實之比哉○○且大黃硝石已變通承

氣以下行其溼熱。。梔蘗爲之佐。。本湯復變通大黃硝石以利行其瘀熱。。大黃爲之使。。妙在先煑茵陳尾其後。。二味自受氣於茵陳。。三服小便當利。。一宿便爾腹減。。比較腹滿不減。。減不足言之大承氣證。。何啻霄壤耶。。篇內每引發黃爲陪客。。須從胃家裏面看出一層。。若攻入其中堅則誤矣。。

陽明證。。其人善忘者。。必有蓄血。。所以然者。。本有久瘀血。。故令善忘。。屎雖鞕。。大便反易。。其色必黑。。宜抵當湯下之。。

書陽明證。。不曰陽明病。。過去陽明病。。現在陽明證也。。過去瘀熱病。。因無瘀熱證。。現在瘀血證。。本有瘀血病也○○身黃小便不利爲無血○○上條儼若太陽證○○屎鞕大便反易爲有血○○本條卻是陽明證也○○太陽瘀熱血證諦○○其人非發狂則如狂○○陽明瘀血血證諦○○其人非善饑則善忘也○○書其人善忘○○善忘何止屬陽明○○蓋有所以然者在也○○不善忘之所以然○○則純是精神魂魄爲作用○○統一事物者精神也○○紀載事物者魂魄也○○隨神往來謂之魂○○並精而出入者謂之魄○○魂魄不啻爲精神之錄事官○○而後魂知來○○魄藏往也○○其記憶之所以敏捷者○○賴有血脈之流通○○以觸其機耳○○血歸於肝而脈朝於肺○○非供魂魄之使令乎○○苟血神不爲魂魄用○○則魂魄必不爲精神用○○經所謂營衞留於下○○久之不以時上

○○故善忘者此也○○曰必有蓄血○○非諸血盡蓄也○○必有梗阻其新血之道路○○遂止截一處而不行○○則往復循環之機窒○○何者爲追囘往事之導綫乎○○是又有蓄血之所以然○○曰本有久瘀血○○指水穀之海○○本有瘀血之存○○未嘗輸瀉也○○水穀則傳化而出○○獨瘀血不傳化而出者○○胃中氣多血亦多○○其瘀血爲新血所包容○○若河海之不擇細流而已○○初不覺其蓄也○○積久則新血又爲瘀血之續○○腸胃長留舊染之污○○經所謂上氣不足○○下氣有餘○○腸胃實而心肺虛者○○是善忘之所以然○○今因瘀血之故而蓄血○○因蓄血之故而善忘○○又本證令善忘之所以然也○○何以不下血耶○○正惟蓄血○○故不下血○○正惟

有瘀血。不獨不下血。並沒收流注大腸之新血。大腸無血液以涵濡。屎必鞕。非屎定鞕之大承氣證也。承氣證之屎。是實邪所煆煉。雖未鞕而大便必難。非承氣證之屎。爲瘀血所排除。雖鞕而大便反易。蓋緣瘀血之實。不容大便之滿。實而不能滿。自傳化物而不存故也。異在其色必黑。下黑非下瘀乎哉。此特沾染瘀色變爲黑耳。尚有留而未去之瘀質。可想見其如豚肝然也。上條屎赤則瘀熱趨於前。與胃中燥屎有分寸。本條屎黑則瘀血歸於後。差胃中燥屎若毫釐。屎字屎字無非逼取胃家實三字。愈逼則愈眞也。曰宜抵當湯。破除瘀血。保存新血。乃抵當之長。承氣不能越俎也。。不曰主之曰下之。。下字直與大承氣湯抗衡矣。。

嘉言元御改善忘作喜忘非。。

陽明病。。下之。。心中懊憹而煩。。胃中有燥屎者可攻。。腹微滿。。初頭鞕。。後必溏。。不可攻之。。若有燥屎者。。宜大承氣湯。。

本條多半是衍文。。閒句宜刪矣。。有燥屎又曰有燥屎。。燥屎證二。。何以承氣證僅一耶。。下之又曰攻。。不可攻何又申言承氣證耶。。不知長沙非教人攻之又攻。。寔恐人下之又下。。一則恐其視攻與下無差等。。以為可攻便可下。。特以下藥代承氣之攻。。徒多一次下。。再則恐其視攻與下若逕庭。。以為不可攻未嘗不可下。。轉以下藥避承氣之攻○○更多一次下也○○書陽明病○○斥下藥也○○下其腸間不攻自下之屎○○不下其胃中非攻不下之屎○○則胃邪反動○○上通於心而煩○○且煩且惱○○懊憹而煩○○類篇釋懊憹爲痛悔○○若憾其下藥之不着癢者然○○其胃不和可知○○如其胃中無燥屎也○○上文有兩梔豉證爲陪客○○舌上胎之懊憹○○不能食之懊憹可例看○○如其胃中有燥屎也○○下文有兩承氣證爲同類○○如瘧狀之煩熱○○不大便之仍煩可例看○○上文下後之梔豉證○○懊憹不曰煩○○煩是少陽陽明之本相○○即正陽陽明之半相○○露胃家實者半○○露承氣證者亦半也○○可攻也○○言外則曰不可下○○下藥留燥屎○○攻藥去燥屎故也○○例如下文下後

六七日不大便。。煩仍不解。。與承氣湯未爲遲也。。何以腹不滿又宜承氣湯耶。。假令腹微滿。。豈非承氣證益顯耶。。上文腹滿而喘曰可攻裏。。下文腹滿痛者曰有燥屎。。腹大滿則曰可與小承氣。。腹微滿非可與大承氣耶。。即正告之曰不可攻。。未有曰不可下也。。正告之曰初頭鞕。。後必溏。。攻之必溏耳。。未聞下之必溏也。。上下文不可攻三字則見之熟矣。。僅一條曰以爲不可下。。本證又誰復以爲不可下乎。。醫者亦知其何以腹微滿乎。。邪氣散亂則實而滿。。正氣散亂則虛而滿。。半實半未實。。半虛半未虛。。故微滿。。攻之則實者去其半。。故初頭鞕。。虛者去其半。。故後必溏。。下之則鞕不去而溏去。。精華已盡。。灰燼猶存也。。誤下尤烈於誤攻者也。。彼二三下之者。。非爲其有燥屎哉。。已然之燥屎在胃中。。未然之燥屎非必在胃中。。以下藥移實邪於大腸。。卽但鞕亦燥屎之變相。。若無後溏者。。可作燥屎論。。始終不離乎宜大承氣湯也。。承氣湯無兩可。。可一不可再。。下藥則無所施而可。。不可行於未與承氣之先。。不可行於旣與承氣之後也。。

病人不大便五六日。。繞臍痛。。煩躁。。發作有時者。。此有燥屎。。故使不大便也。。

燥屎何以適當胃中乎。。實邪在中。。正氣繞之。。燥屎在中。。矢氣繞之。。正氣與矢氣相逐。。故繞折而轉之。。上文少與小承氣湯試驗其轉。實欲明其繞耳。揭繞字。長沙殆喚醒病人哉。特非正式陽明病之病人。又當別論。迹其不大便五六日。與下文六七日不大便。相去幾何。乃彼條腹滿痛曰此有燥屎。本條繞臍痛亦曰此有燥屎。此者不同於彼之謂也。曷為此有此之痛處耶。得毋實邪繞出迴腸之外。繞腸痛故影响於臍耶。非也。實者氣入。實邪入胃而後燥屎成。虛者氣出。正氣出胃而後痛病作。邪氣入而繞其屎。屎不燥亦燥。正氣出而繞其臍。臍不痛亦痛也。毋亦縮小陽明之勢力圈。便縮小其臍之勢力圈。臍當心腎之中。天樞之端的。諸氣之旋螺也。地氣從此升。天氣由此受。所謂濁陰走五臟者。臍爲之紐。所謂濁陰歸六腑者。臍爲之軸。若臍旁爲陽明之卷力所持。氣不通則痛矣。陰陽斷梗。煩躁證亦具矣。幸在發作有時。痛作之時其繞必結。痛不作時。繞而不結也。緣陽明直脈挾臍入氣街中。氣不直接。則兩氣不相入。非氣傷痛而何。曰此有燥屎。燥屎與繞臍痛何涉。不應有而有。與無燥屎等。彼眞承氣證之燥屎。實邪與燥屎合爲一。此非承氣證之燥屎。實邪與燥屎分爲二。不過因實邪包圍其屎之故。故使有燥屎。因燥屎未脫離餘邪之故。故使不大便焉已。迨八日陽明病衰。正氣還入胃中。自無容邪之餘地。屎去邪亦去。從無以不大便終也。無所用大承氣湯也。上條坐實宜大承氣。舍承氣湯無二法。本條不提及大承氣。操縱大承氣也。

病人煩熱。汗出則解。又如瘧狀。日晡所發熱者。屬陽明也。脉實者宜下之。脉浮虛者宜發汗。下之與大承氣湯。發汗宜桂枝湯。

本條看似病家又得陽明病也。吾謂其既屬陽明。仍是陽明病之陪客。故但目之為病人。上條病人正與邪不相得。分道而繞臍。本條病人邪與正不相失。同條而繞脉。以其未見發熱。先見煩熱。形容其脉熱。故形容其心煩。心為脉之長。脉者心之合也。形容其汗出。即形容其解煩。汗者心之液。煩在汗之先也。異在汗出曰則解。不曰已解。煩解熱不解可知。吾惜其汗出未過半。邪解故未過半也。經謂穀氣相薄。兩熱相合。故有所遺者非歟。觀其又如瘧狀。煩不如故而熱又如故。衞氣集而瘧狀又如故。有汗解煩。無汗解瘧。何得謂陽明病法多汗乎。得毋日晡所發潮熱。有燥屎庸無汗出乎。無如其發熱不曰發潮熱。熱信顯非從胃家深際而來。實指之曰屬陽明也。言外則曰非屬胃也。其熱不潮。即上文未可與承氣湯之謂也。乃曰脈實者宜下之。夫存而不瀉者脈。豈同瀉而不存之屎哉。且陽明者胃脈也。下其脈則戕胃。下其胃則戕脈。長沙何至漠視病人若是。經謂脈實者病在中。又曰胃脈實則脹。本證非有中脹之病形。大率與中脹無大異。蓋脈不和必胃不和。太陽篇曰下之則和。胃和斯濈然汗出解。是下之正以汗之也。脈浮虛者又何若。非謂其脈虛浮也。虛浮是不實之脈。浮虛則實邪爲脈氣所不容。若浮虛而無薄。遂繞出陽明之外經。欲假道太陽以汗解也。故曰宜發汗。汗與下同一手眼。立下法代汗法。曰下之與大承氣湯。立汗法易下法。曰發汗宜桂枝湯。勿訝其爲承氣也。下之而後地氣上。地氣上則天氣雨。不發汗之發汗。承氣可作桂枝用。勿泥其爲桂枝也。發汗而後精氣勝。精氣勝斯邪氣卻。不除實之除實。桂枝可作承氣用。非適宜承氣偏與承氣。故曰與不曰宜。不中與桂枝卻宜桂枝。故曰宜不曰與。無燥屎而與承氣。反襯上條有燥屎不與承氣。無惡寒而宜桂枝。反襯上文微惡寒之宜桂枝。操縱承氣湯。無殊操縱桂枝湯也。

大下後。六七日。不大便。煩仍不解。腹滿痛者。此有燥屎也。所以然者。本有宿食故也。宜大承氣湯。

書大下後。陽明病三字闕不書。邪去八九矣。書六七日不大便。何難不更衣十日無所苦乎。無如始終不離乎煩。大下久之仍不解。煩不因下後止。腹滿痛則由下後始。滿痛與微滿之比較。初鞕後溏則如彼。有燥屎則如此也。燥屎與燥屎之比較。上文不大便五六日曰此有燥屎。不啻示人曰此病人之屎。爲陽明燥屎之陪客。本條六七日不大便亦曰此有燥屎。不啻示人曰此非病人之屎。並爲病人燥屎之陪客。則不書病人之所以然。自有其故在。以其本無燥屎。與下後仍病燥屎者不同論。本有宿食。與下後纔病宿食者不同論。祇緣下藥之峻。不當下而下。傾瀉化物而不存。當下而不下。留存宿食而不瀉。致餘邪無化物之可戀。轉依戀其宿食。遂因宿食阻礙其大便之故。故使不大便。因大便充積其鞕屎之故。故使有燥屎。是直接受邪者宿食。不能自有而之無。煩仍不解其明徵。間接受邪者燥屎。反覺自無而之有。腹滿痛者其明徵。要皆不良之下藥使之然。非關强食遺邪使之然也。有宿食未必能食。彼多食而滋流弊者。大率本無宿食者也。若六七日之久。而宿食如故。莫謂大下後無攻法也。既畢露其見證之所以然。便有治證之所當然。長沙本愛人之德。作驚人之語。曰宜大承氣湯。承氣固宜於下燥屎。又宜於下宿食。且宜於直接下宿食。間接下燥屎。本篇有宿食兩見大承氣。豈同下藥之毫無價值乎。

病人小便不利。大便乍難乍易。時有微熱。喘冒。不能臥者。有燥屎也。宜大承氣湯。

本條無一句是有燥屎之證據。胡爲又出大承氣湯以駁入耶○○書病入○○其陽明病仍在與否○○已不明瞭矣○○況小便不利○○明明非小便利屎定鞕之比○○且利小便有豬苓湯在○○有茵陳蒿湯在○○與大承氣證何涉耶○○夫使大便難而譫語○○大承氣猶中與也○○無如其乍難○○即或大便反易○○抵當可以代承氣○○承氣不能代抵當也○○無如其乍易○○易也難也○○非不大便者也○○與大承氣證又何涉耶○○就令有潮熱○○不過時有微熱耳○○上文明言微發熱爲其熱不潮○○未可與承氣湯矣○○就如其喘也○○腹滿而喘者短氣則然○○庸或發生承氣證○○若喘而至於冒○○半似承氣證○○半非承氣證也○○就如其臥也○○臥不安者胃不和亦然○○庸或顯出承氣證○○若臥而至於不能○○雖

涉承氣證。甚於承氣證也。曰有燥屎。殆無中生有之詞。信其有者少。疑其無者多矣。吾謂本條從上條生出。上條有宿食故。本條有留飲故也。何以不明言留飲耶。上條宿食受邪而燥屎不受邪。曰此有燥屎。語氣注重在宿食。本條燥屎受邪而宿飲不受邪。但曰有燥屎。語氣非注重在宿飲也。飲家雖無小便不利明文。而金匱一則曰當從小便去。再則曰小便難。則因水停而小便不利者。所在多有。且大便乍難乍易。顯見水走腸間。潤其大便則易。水不走腸間。不潤其大便則難。又時有微熱。潮熱爲水氣所掩。故曰微。飲微熱亦微也。實據處尤在喘冒。及不能臥。金匱載支飲其人喘滿。。支飲其人苦冒。。曰支飲者法當冒也。。又載支飲亦喘而不能臥。。一再言倚息不得臥也。。獨是金匱飲家無燥屎二字。。無大承氣湯四字也。。厚樸大黃湯尚避小承氣之名以命方。。豈非有留飲便無燥屎。。有燥屎便無留飲乎。。仲景正爲金匱傷寒示區別。。故亦避留飲二字而不言。。緣大承氣置飲氣於不顧。。祇攻其燥屎故也。。蓋實邪煆煉其燥屎。。令胃中無游溢精氣之餘地。。致飲入之水。。支結胸中。。如飲家之病人者然。。此實邪掩人耳目之一大機會。。有燥屎等於無燥屎也。。曰宜大承氣湯。。以慎用大承氣之手腕。。忽而施諸全無實狀之病人。。比上條大下後與承氣。。尤爲敢人所不敢。。設非眼中有眼。有燥屎三字。從何處看出乎。

食穀欲嘔者。屬陽明也。吳茱萸湯主之。得湯反劇者。屬上焦也。

凡大承氣證。得湯則安者。屬下焦也。反劇則殆矣。燥屎不足惜。穀氣足惜也。與其下穀。毋寧嘔穀。與其欲嘔。毋寧劇嘔。緣嘔穀尚能食穀故也。書食穀欲嘔者。上文胃中虛冷。曰飲水則噦。得毋胃中寒冷。故食穀欲嘔耶。非也。胃中寒冷。不能食。水穀不別則有之。無嘔穀也。即嘔仍不能食。非嘔食穀可知也。就如表熱裏寒。祇有下利清穀。未嘗且嘔且清穀也。蓋能食穀便能容穀。可徵明其不屬胃。能容穀又欲嘔穀。可想見其無益於胃。殆間接屬胃之不屬胃。特揭之曰屬陽明也。邪襲陽明者也。又與嘔多雖有陽明證不同論。彼條陽明證具。本條陽明證不見。則胃中之變端猶其後。而陽明之色相已非。觀其不象種種陽明病。並不象種種病人病。顯屬更易陽明之燥氣爲寒氣。居中土者非清陽爲政。濁氣爲政也。寒氣生濁者也。受穀者亦濁。穀氣被陽明之化。則穀濁不爲寒。不被陽明之化。則寒氣卽其濁。穀寒便與胃家不相得。有不欲嘔乎。吳茱萸湯主之。降濁莫妙於吳萸。是止嘔莫良於吳萸。雖劇必不劇。乃得湯不劇反爲劇。比諸少陰厥陰之服吳萸。適得其反。豈少厥獨樂受吳萸。。陽明反惡吳萸哉。。少厥是陰邪親下。。降濁即降邪。。從下焦解。。無形解也。。本證是陽邪親上。。降濁反升邪。。從上焦解。。有形解也。。且少厥之穀不受寒。。寒去穀仍在。。本證之穀先受寒。。寒去穀亦去也。。何以忽屬上焦耶。。邪聚屬陽明。。邪散屬上焦。。上焦出胃上。。去陽明不能以寸。。況三焦爲水穀之道路乎。。方旨詳注於後。。

吳茱萸湯方

吳茱萸一升洗　人參三兩　生薑六兩切　大棗十二枚擘

右四味。以水七升。煑取二升。去滓。溫服七合。日三服。

本湯何以爲陽明主方乎。本草稱吳茰開腠理。腠理與本證何涉乎。發腠理者淸陽也。走五臟者濁陰也。寒氣生濁。熱氣生淸。淸陽受氣於熱。濁陰受氣於寒也。吳茰之特性熱而濁。與寒濁相逆從。當然熱勝而寒負。佐以人參薑棗。一則調和其稼穡。一則溫升其濁陰。濁陰又與寒濁相逆從。而後固有之濁氣勝。本無之濁氣負也。蓋食氣入胃。則濁氣歸心。必濁陰與淸陽相順接。斯食入於陰者長氣於陽。穀氣之寒則當去。穀氣之濁不能去也。其得湯反劇者。不啻淘汰而出耳。本方正留濁以去濁。還陰以還陽者也。少厥病亦乞靈於吳茰。無非徹除陰道陽道之翳障。而各還其原化。降濁是其專長。非可與白通四逆相調用也。大抵寒氣無不濁。特寒濁與濁陰混爲一。則見寒不見濁。故主薑附以温寒。上文四逆湯證爲先例。寒濁與濁陰分爲二。則見濁不見寒。故主吳萸以遠濁。本條吳茱萸湯爲先例。獨惜吳萸一味。徒負辛温之名。不知者遂合吳萸白通四逆爲鼎足。意以爲三方可同鼎而共烹也。粃糠吳萸矣。

太陽病。寸緩。關浮。尺弱。其人發熱。汗出。復惡寒。不嘔。但心下痞者。此以醫下之也。如其不下者。病人不惡寒而但渴者。此轉屬陽明也。小便數者。大便必鞕。不更衣十日。無所苦也。渴欲飲水。少少與之。但以法救之。渴者。宜五苓散。

以十日以上之傷寒。忽而脫離陽明。現太陽之本相。忽而脫離病人。現其人之本相。殆愈矣乎。書太陽病。可以不書陽明病乎。書其人。可以不書病人乎。無如其脈有異點。緩也而囿於寸。浮也而囿於關。弱也而囿於尺。關上浮者痞脈也。亦趺陽脈也。趺陽不浮於關上。而浮於關中。乃陽明短氣之脈。而後上不至於寸。下不及於尺也。其人乎。毋亦不甘爲病人。欲爭回太陽病。遂置陽明於不顧乎。豈知餘邪爲下藥所持。早已隔絕太陽之路。就令發熱汗出。不過其人之反抗力爲之。非如病人之汗出解也。夫使惡寒復汗出

○○汗解當然不惡寒○○若汗出復惡寒○○有寒顯非從汗解○○況惡寒不嘔寒○○邪高方使嘔○○邪下孰使嘔乎○○凡此皆太陽似病非病之疑案○○但心下痞者○○在太陽則見慣○○以醫下之爲多數○○所異者太陽種種痞證則如彼○○本條痞證獨如此耳○○彼太陽病之痞○○邪在心下○○非無邪而但痞○○此非太陽病之痞○○邪在心下之下○○只但痞而無邪○○蓋同是誤下○○如其下之則下○○所未下者心下之邪○○則瀉心湯證具○○如其下之不下○○祗未下者心下之下之邪○○瀉心湯證不具也○○且太陽痞證無渴字○○與瀉心湯後始云渴○○則但痞但渴者○○爲太陽證所無○○類似太陽證罷病未罷○○作罷病之病論可矣○○環顧病八○○屈

指計之。不惡寒而但渴者。十日於茲。正告之曰。此轉屬陽明也。以最活潑之陽明轉爲痞。邪屬陽明之下。牽掣陽明者也。抑亦束縛病人也。易其人爲病人。其人之初念不及此。欲復病人爲其人。病人之現狀已如此。此上焦不通之病形。津液還入胃中者罕矣。未知小便日幾行。問諸病人可矣。小便數者。從無不久必大便之理。曰大便必鞕。非胃家實之屎定成鞕也。不更衣十日無所苦。胃中無實邪者在此。陽明之中餒者亦在此也。徵諸飲食。不嘔當能食。亦未必眞欲食。惟欲飲則引水自救之情不容已也。莫善於倣太陽與飲法。少少與之。本篇亦有豬苓之法在。惜與汗多而渴有牴觸。。與其兼以服湯法救渴。。不如但以飲水法救渴。。太陽篇渴者屬陽明。。曰以法治之。。本條曰以法救之者。。衰落之邪不須治。。陽明之待拯實殷也。。與飲以洋溢其氣化。。心下自有魚水之和。。其人便行所無事。。湯藥何取乎。。然必欲飲水而後効靈者水。。若但知有渴。。而非奢求於水。。必胃中無游溢精氣之足言。。始渴水反淡忘乎水也。。又當倣太陽散水爲精之法。。行五苓散爲宜。。太陽痞不解主五苓。。其人渴而口燥煩者一。。本證心下痞宜五苓。。病人不惡寒而但渴者又一。。因人而施。。效頗捷於豬苓。。金匱曰渴者與豬苓湯。。餘皆倣此。。豈所論於本證乎。。

脈陽微。而汗出少者。爲自和也。汗出多者。爲太過。陽脈實。因發其汗。出多者亦爲太過。太過爲陽絕於裏。亡液津。大便因鞕也。

上條心下痞是陽明之不前。離太陽而不合。陽絕於表也。本條陽脈實又陽明之太過。合太陽而不離。陽絕於裏也。卽太陽以驗陽明。則太過不前如指掌。例如脈陽微。太陽脈微有汗禁。而陽微則當然有汗出。汗出爲陽微也。無論汗多汗少。皆非太陽當有之汗。乃取給陽明之汗。汗生於穀也。陽明雖法多汗。而汗出少者。非陽明之吝也。太陽不過於求汗。陽明不過於供汗。卻邪以和不以戰。在微邪爲自解。在微陽爲自和也。太陽受陽明之賜。不啻太陽之自和。陽明不必有其功也。若出汗有如水流漓之多。則汗浮於病。不除病勢必遺病。既多汗更無餘汗。曰爲太過。豈謂其汗出不止哉。謂其無續自微汗之望。汗出固過。汗止亦過。不能開太陽者。越汗之過。適以闔太陽者。收汗之過也。書陽脈實。非闔實太陽乎。不曰脈實。非趺陽不實乎。無屬陽明之脈。與上文汗下二證不同論。大承氣不中與。桂枝尤不中與也。乃不下之而汗之者。是何原因乎。非因多汗重發汗。蓋因無汗行發汗。以爲雖經陽明之多汗。未經太陽之小汗。汗藥似爲太陽而設。孰意不發太陽汗。而發其汗乎。其汗乃陽明之保障。。縱出少亦作多汗論。。況出多乎。。曰亦爲太過。。不獨汗出過而又過。。卽氣化不前之陽明。。不應過亦過也。。以其陽隨汗越。。突過太陽之範圍。。與太陽則親切。。與太陰則遠離。。名爲陽絕於裏。。太陰又不前矣。。絕太陰卽絕脾。。脾病不能爲胃行其津液。。必立見津液之亡。。津液不能爲胃行其大便。。更速成大便之鞕。。曰大便因鞕。。因亡津液而大便鞕者意中事。。津液還入胃中。。不久必大便。。因陽絕於裏而大便鞕者意外事。。陽明不續太陰。。何時始有大便乎。。此不特爲正陽陽明之陪客。。並爲太陽陽明之陪客。。作陽明太陽觀可也。。

元御出多作多出刪太過二字非。。

脈浮而芤。浮爲陽。芤爲陰。浮芤相搏。胃氣生熱。其陽則絕。

上條陽絕於裏。陽明猶存在。其陽未絕也。本條則爲其陽悲矣。書脈浮而芤。不曰趺陽脈浮而芤。明是趺陽脈截分爲二脈。而後浮狀薄於萍。芤狀空如蔥也。浮與芤迥不相屬。浮在上爲陽。上之下則無陰。芤在邊爲陰。邊之中則無陽。設或浮而不芤。不過陽明標本之浮。尚有太陰隱爲之繫。卽或芤而不浮。不過中見太陰之芤。亦有陽明隱爲之繫。無如其獨陽與陰不相得。則浮搏其芤。孤陰與陽不相得。則芤搏其浮。顯見脫離胃氣之浮脈。故陽勝不發熱。脫離胃氣之芤脈。故陰勝不惡寒。胃氣又脫離陽明之燥氣。於是不生燥而生熱。熱氣乃餘邪之遺燼。熱胃氣者。灰胃氣者也。厥陰食以素餅。不發熱者知胃氣尚在。反是則化胃氣爲烏有。即化陽明爲烏有矣。陽明者胃脈也。胃脘之陽。一氣相生而成脈。其氣其脈其陽。異名而同類。有兩死。無兩生也。曰其陽則絕。非謂其胃未絕也。兩死之端倪畢露矣。何以生熱不生寒耶。因於陽則熱。因於陰則寒。因不生陽故生熱。因熱不絕故陽絕。苟延一綫之熱。替代一綫之陽。此又少陽陽明之陪客。燥煩實三證不具可見也。勿認生熱爲陽明應有之病形。上文攻其熱必噦。非明言其人本虛乎。篇內所有熱字○○大抵指陽明外證之熱而言○○未嘗云胃熱也○○就如瘀熱在裏且熱越○○病人煩熱仍發熱○○熱字是旁襯個實字○○胃氣生熱四字○○是反襯胃家實三字也○○

趺陽脈浮而濇○○浮則胃氣強○○濇則小便數○○浮濇相搏○○大便則難○○其脾為約○○麻仁丸主之○○

書趺陽脈○○與上兩條示區別○○陽明存在○○故稱關上曰趺陽○○特不曰大而曰浮○○浮而且濇○○陽明翻作太陽之浮脈○○浮中又翻作太陰之濇脈○○一若太陽掩蔽太陰者然○○胡趺陽之變見若是○○陽明者胃脈也○○浮脈因胃氣為轉移○○上條之浮浮在外○○非獨趺陽浮則胃氣弱○○本條之浮浮在中○○獨見趺陽浮則胃氣強○○胃氣強當然脾

氣弱。。脾弱必並澀脈而不見。。澀則脾氣雖强無所用。。不能爲胃行其津液則小便數。。又與二陽併病之澀脈不同論。。彼條非浮澀相搏。。取太陽之汗易。。本條浮澀相搏。。取陽明之大便難。。以病形趨勢在小便。。津液未還入胃中。。大便則難故也。。小便不約大便約。。非真約大便也。。曰其脾爲約。。約訓束。。約束如腰纏。。約訓淖。。淖約若處子。。形容其脾氣之不弱亦爲弱。。愈形其太陰之當開亦不開。。無非極言太陽陽明之膨漲其勢力。。侵入太陰之範圍。。遂萎靡其脾而莫振。。篇首太陽陽明曰脾約。。即此義也。。治之奈何。。愛惜其脾則抑强。。愛惜胃氣。。則不抑强之抑强。。麻仁丸主之。。方旨詳註於後

麻仁丸方

麻子仁二升　芍藥半斤　枳實半斤炙　大黃一斤去皮

厚樸一尺炙去皮　杏仁一斤去皮尖別作脂

右六味。為末。煉蜜桐子大。每服十丸。日三服。漸加。以知為度。

本方裁三方為一方。一倣太陰桂枝證加芍藥大黃。一倣太陽桂枝證加厚樸杏子。一倣陽明承氣證之小承氣。藥味則求其備。藥力仍取其峻。不用桂枝者。專責芍藥大黃也。獨是鋤強可也。戕及胃氣。則慘矣。甚或殃及其脾。反助強陵弱。尤慘矣。豈知方內正厚集其藥以入脾。令諸藥受氣於脾。而不動脾。觀其變湯爲末。藏入煉蜜之中。變末爲丸。限制十丸。徐而漸加。留中久之。以知爲度。知者小便不數。大便不難之謂也。其脾氣之寬舒。胃氣之柔和。默化潛移於不自知者。亦作知論也。蓋有麻仁在。麻仁著土便生。根苗蓬勃。其細小可愛處。大有脾氣散精之妙用。且佐以和胃和邪之藥。轉運於毫不費力之丸。有不被麻仁之輭化乎。況澀脈少陰篇明有不可下之條乎。惟其脈澀。而後小便介於利不利之間而頻數。大便介於鞕不鞕之間而爲難。大便難雖有大承氣證。小便數祇有小承氣證耳。小承氣且嫌其疾趨。特以芍藥杏仁分其勢○○芍藥消息足太陰○○杏仁消息手太陰○○而融和諸藥者尤在麻仁○○散布藥末者亦麻仁○○以麻仁丸命方者○○緩詞也○○不亟亟以攻邪○○從容不迫以化邪○○此與太陰病同一手眼○○太陰當行大黃芍藥○○寧減之以曲就胃氣之弱○○本證當行大黃枳樸○○寧末之爲丸○○加味而變通之○○以曲就胃氣之强○○互觀之可以知長沙之大德矣○○

太陽病三日○○發汗不解○○蒸蒸發熱者○○屬胃也○○調胃承氣湯主之○○

本條爲上文所未言及○○異在屬胃而不屬陽明也○○陽明病未嘗明言其屬胃○○便有屬胃二字在言外○○以陽明受邪○○胃家亦受邪也○○本證但言屬胃○○則無屬陽明三字

在言外。以胃家受邪。而陽明不受邪也。故書太陽病三日。不曰傷寒三日。明示其陽明未嘗病也。况申言發汗不解。又顯屬太陽病不解乎。夫曰發汗。則證本無汗可知。三日而後發汗。則不獨寒邪醞釀成熱。即胃中水穀之悍氣。亦鬱而不宣。一旦發動其悍氣。熱邪反有汗線之可乘。遂遺其未化熱之邪於太陽。邇其已化熱之邪於胃中。牽制太陽者。不過依稀之餘邪。憑藉胃氣者。乃蓬勃之熱度也。書蒸蒸發熱。比諸翕翕發熱者。顯有在外在裏之殊。蓋熱從中出。覺由肌肉而腠理而毫毛。旋休旋作。如釜上氣者。故曰蒸蒸也。設易蒸蒸之熱爲潮熱。則屬陽明矣。陽明主闔者也。。闔其邪。。當然節制其熱。。若不爲其闔而爲其開。。任令熱邪橫肆於兩陽之間。。尚得謂之屬陽明乎。。曰屬胃也。。不涉陽明病之問題。。即不涉大承氣證之問題也。。認作陽明病固非。。認作太陽陽明亦非也。。上條熱邪挾胃氣之强。。實偏太陰。。本條餘邪挾胃氣之熱。。反偏太陽。。上條祇有和胃法。。且兼顧其太陰。。本證祇有調胃法。。不必兼顧其太陽。。兩證俱無攻胃法也。。調胃承氣湯主之。。胃調則熱邪自罷。。從胃上解太陽之病。。其病雖不隸陽明。。其法則隸陽明也。。

傷寒。。吐後。。腹脹滿者。。與調胃承氣湯。。

書傷寒。。明是太陽傷寒矣。。不書太陽病者。。以邪已入腹。太陽得以息肩。卸落其病於陽明。特無陽明之發熱汗出。陽明仍不受邪也。不屬陽明者也。然吐後顯然損失胃中之水穀。吐藥又移入其邪。而架禍於胃。邪塡胃空。而後腹脹滿也。此殆屬胃者歟。亦非也。無蒸蒸發熱。胃家仍不受邪也。大抵吐之則邪餤已殺。卽屬胃亦無能爲虐。不過藉中土爲枝棲之所而已。故無屬胃二字。且非脹滿不能食。及與水則噦。與下虛其胃者不同。可與承氣湯也。要不能與大承氣重戕其胃也。傷寒嘔多。雖有陽明證不可攻。況無陽明證乎。嘔不多則胃中不乾燥。又何至有陽明證乎。與調胃承氣湯。消息胃氣。餘邪以不了了之斯已矣。上條恐人不知用調胃承氣。故曰主之。本條恐人不止用調胃承氣。故但曰與。此特閒中檢點餘邪。行文之好整以暇處。正爲下文急下諸證蓄勢也。

太陽病。若吐。若下。若發汗。微煩。小便數。大便因鞕者。與小承氣湯和之愈。

書太陽病。病從陽明去。復從陽明來也。太陽病本與陽明無涉。乃違法逆施。不先發汗。若吐若下。牽邪入胃。令陽明不得不受邪。若發汗。又牽邪出胃。令陽明得以不受邪。於是陽明忽屬忽不屬。仍將陽明病還諸太陽。但吐下後雖發汗亦無效。餘邪究不能出太陽署之外。祇薄於太陽署之裏而已。名爲太陽病。去陽明不能以寸也。書微煩。形容餘邪之末路。潛伏胸膈。影响心宮。則煩在隱曲。故曰微煩也。夫兩陽無容邪之餘地。汗吐下又無去邪之餘地。則舍小便邪無去路矣。邪欲從水道出。則小便不寧而數。小便又影响其大便。大便因之而鞕者。非關實邪煅煉大便也。因小便數之故而後鞕。不因陽明病之故而小便數。大便必鞕。因太陽病未罷之故。連累其小便數大便鞕也。顯屬承氣湯不中與。意者陽明不須治。治太陽病足乎。夫非鬱鬱微煩之大柴胡證哉。大柴胡下之則愈也。既下不容再下。曷若和之之爲得乎。曰小承氣湯和之愈。固遠勝於大柴。尤差勝於調胃承氣也。蓋調胃恰合胃中之範圍。小承氣則力餘於範圍之外也。此又對針上文以立方。上文小便數明明屬陽明。則從太陽之法救陽明。不與承氣與五苓。本條小便數明明不屬陽明屬太陽。反從陽明之法愈太陽。不與五苓與承氣。

上條有渴字。本條無渴字故也。

得病二三日。脈弱。無太陽柴胡證。煩躁。心下鞕。至四五日。雖能食。以小承氣湯少少與。微和之。令小安。至六日。與承氣湯一升。若不大便六七日。小便少者。雖不能食。但初頭鞕。後必溏。未定成鞕。攻之必溏。須小便利。屎定鞕。乃可攻之。宜大承氣湯。

書得病二三日。而受病無主名。屬陽明病乎。抑屬胃病乎。。不冠陽明病者。。以脈弱故。。不明言屬胃者。。亦以脈弱故也。。夫使因太陽柴胡證。。轉爲陽明柴胡證。。又轉爲陽明承氣證。。脈弱尚有理由。。正邪分爭。。太陽不敵未必弱。。陽明不敵。。則怯而弱矣。。若無太陽柴胡證。。是邪正之界限不分明。。陽明必爲强食所併呑。。就令承氣證具。。亦與此非柴胡證等耳。。尚得曰此本柴胡證乎。。有柴胡證而後承氣證有比例。。苟無柴胡證之消息。。先清承氣證之界限。。則與藥大費籌度也。。觀其煩躁證具。。不獨太陽柴胡證有煩字無躁字。。卽陽明柴胡證亦無煩躁二字也。。心下鞕證又具。。不獨太陽柴胡證祇有脇下痞鞕。。心中痞鞕。。無心下二字。。卽陽明柴胡證亦祇有脇下鞕滿。。脇下及心痛。。無心下鞕三字也。。彼脈遲浮弱。。不過脇下滿痛耳。。太陽篇且曰柴胡湯不中與。。況脈遲而心下鞕乎。。心下滿而不痛。。太陽篇又曰柴胡不中與。。況且煩且躁且心下鞕乎。。此非如上文屬陽明之心下痞也。。渴者屬陽明。。彼證能飲非能食。。不渴當屬胃。。本證能食非能飲。。屬陽明故不更衣無所苦。。五苓證已流露於十日之前。。屬胃故不大便無小安。。承氣證將流露於四五日之後也。。與大承氣可乎。。大承氣證究非以能食爲確據。。雖能食何足異。。胃氣求救於食者半。。邪氣求助於食者亦半。。正裏未和之能食。。和之又不能食矣。。攻藥固難望其和。。卽和藥仍嫌涉於攻也○○小承氣非明明有大泄下之禁乎○○嚴限之曰少少與○○寧令微和之○○不敢微攻之○○藥力不落心下之下○○斯煩微躁微鞕亦微○○小承氣本非爲煩躁心下鞕而設○○縱不得大安○○庶幾其小安也○○小安則胃氣因和不待言○○至六日復與承氣湯○○飲一升○○餘二合○○驗其更衣與否○○若更衣是邪從大便去○○小承氣兼有大承氣之功也○○若不大便六七日○○是小承氣但收效於和○○而無裨於攻○○大承氣纔有下手處也○○何以不問矢氣而問小便耶○○陽明桎梏已久○○清肅之令必未行○○矢氣之轉不轉猶其後○○小便則關於陽明之盛衰也○○如其小便少者○○豈同小便數少○○不久必大便乎哉○○不應少而少○○作水穀

不別之小便不利論○○雖不能食亦非胃中有燥屎五六枚○○作水穀不別之不能食論○○曰初頭鞕後必溏○○尤爲水穀不別之明徵○○但彼證胃中冷○○勢難成鞕○○本證陽明弱○○只未定成鞕耳○○曰攻之必溏○○上文小便數者大便必鞕○○五苓散可行可不行○○本證小便少者大便必溏○○大承氣又可行不可行也○○得毋小承氣反溏其大便耶○○非也○○陽明不能行使其胃氣○○胃雖能食而無所用○○其忽而不能食者○○可知積穀多於遺邪○○故後溏甚於頭鞕也○○然則何時始屎定鞕耶○○胃氣和則陽明治○○轉運一番○○從無涇渭不分之理○○大便當然有信息○○曰須小便利○○以小便定大便○○前部利○○後部定不利也○○又非乍

利乍不利。前部有定形。則後部有定形也。陽明小便不利不勝書。而脉弱煩躁心下鞕之小便利。尤出意外也。本論煩躁小便利者僅一見。脉弱心下鞕則無小便利明文也。曰屎定鞕。上文病人小便不利有燥屎。本證又小便利始成鞕屎也。曰乃可攻。上文發汗小便自利雖鞕不可攻。本證又小便利乃可攻也。曰宜大承氣湯。何其遲遲而未敢出乎。以無太陽柴胡證之故。而矜持若此。可知凡大承氣證。不離柴胡證之影子。進入一步是大承氣。退出一步是柴胡。非必承氣證自柴胡證輾轉而來也。第覺承氣證卽柴胡證之變態。髣髴在情狀之表也。柴胡證雖無而若有。非似有而實無。

纔是承氣證之正陪客。。上文三見柴胡爲先例。。印入三承氣證中。。何等直捷。。反是則承氣證無張本。。經許多波折而後鞕屎成。。則緩莫緩於承氣證也。。明乎此。。庶可與權緩急哉。。

傷寒、六七日。。目中不了了。。睛不和。。無表裏證。。大便難。。身微熱者。。此爲實也。。急下之。。宜大承氣湯。。

豎急下三條。。無一條是急證也。。既云急下矣。。何以不曰大承氣湯主之耶。。曰宜大承氣湯者。。非刻不容緩可知。。正惟其緩也。。醫者必置大承氣證於不問。。遲遲而不主下者十之八九矣。。安得不喝令急下乎。。書傷寒、。。開始明是太陽表證也。。六七日則表邪應罷。。太陽之本相復其常。面上當無熱色矣。從何偵知其轉屬陽明乎。蓋有其人之目之睛在。陽氣上走於目而爲睛。其視物有兩陽合明之外燭。則了莫了於目。其受氣有水穀精華之內涵。則和莫和於睛也。奈何其目中不了了。如物蔽然。非喪明也。乃冒明之狀態。髣髴其半醒也。且睛不和。如氣拘然。非直視也。乃收視之狀態。髣髴其含怒也。何一眸子之微。而變見若是。說者謂陽明悍氣上衝使之然。豈知悍氣衛氣二而一。走空竅而循眼系者其常。安有衛氣上循。而宜急下之理。與無辜受伐何異乎。夫開目行陽。合目行陰者衛氣也。正以了其目而和其睛。反是必水穀之精奪。而後兩目無涵濡。其衞氣爲實邪所重壓。不能由上焦衝鋒而出。可從瞪想上得之。則一官之呈露。不啻啟其牖以示人矣。仲聖點出胃家實之睛者在此。劃清陽明病之眉目者亦在此也。雖然。屬陽明而太陽病證不罷者有之。繫陽明而繫在太陰者又有之。設或太陽證在。非有表證乎。太陰證在。非有裏證乎。表證不一端。面色緣緣正赤者。其顯著也。裏證不一端。身當發黃者。其大較也。書無表裏證。表裏又因實邪爲轉移。令太陽太陰無從發生他證爲陪客。顯見其堵塞之堅而且狹。致表裏不克受氣於陽明。是亦陽絕於表。故無表證。陽絕於裏。故無裏證也。何以不曰大便鞕耶。彼非自汗重發汗。則津液未嘗亡。胃中未嘗乾。祇有大便難者意中事。何以不曰有潮熱耶。彼非自汗出而惡熱。則外證未盡呈。潮熱未盡顯。祇有身微熱者亦意中事。得毋有譫語耶。潮熱纔譫語耳。汗出纔譫語耳。其熱不潮。自汗不出。則陽神猶堪其擾也。無譫語者又意中事。凡此皆近似之詞。究未洞見其眞相。以上文種種實證不如此。本條實證獨如此。此又爲胃家實之陪客。吾得而斷之曰。此之爲實。乃胃關實。胃家實中病形之幻。莫此爲甚也。本條上關實。二條下關實。三條中關實。三關皆精氣之所聚。留以藏諸腎。實則立化水穀之精如糞土。與煅煉燥屎不同論。與少陰三急下證則同病。。觀其病形親上。。上竅僅有一隙之潛通。。而表裏則莫窺其底蘊。。大便則微露其端倪。。身微熱者。。表裏斷絕其交通。。故太陽無所附耳。。非關實邪之流露也。。實邪所在地。。不佔胃家之半。。而閉拒之力過之。。不此之察。。幾何不等閒視之乎。。曰急下之。。看似爲遲疑未決者進一著。。孰意存亡絕續之交在眉睫乎。。要非急無能擇之謂。。曰宜大承氣湯。。先審定其湯之宜不宜。。則人忙我暇也可。。遂決定其證之急不急。。則人暇我忙也亦可。。若急下之三字。。偏偏作緩讀。。豈特非大承氣之知已。。抑亦侮仲聖之言矣。。

陽明病。。發熱汗多者。。急下之。。宜大承氣湯。。

發熱二字。。汗多二字。。上文言之再三矣。。胡下之惟恐不速耶。。不曰不惡寒反惡熱。。是陽明之外證不具。。不曰小便利大便鞕。。是陽明之內證不具。。執發熱汗多四字爲證據。。謂爲陽明病則可。。謂陽明病即胃家實。。則未敢遽信矣。。吾謂惡寒固未實。。惡熱仍未實。。必無寒之可惡。。無熱之可惡。。乃爲實也。。以實邪自固惟恐不密。。未嘗反撲其皮毛也。。小便利固未可下。。大便鞕亦未可下。。必小便不覺其利。。大便不覺其鞕。。乃可下也。。以實邪退入惟恐不深。。未嘗直逼其二便也。。不然。。上文脈浮而緊節。。明明發熱汗出。。不惡寒反惡熱矣。。不云乎下之則胃中空虛。。客氣動膈乎。。上文自汗出若發汗節。明明小便自利矣。不云乎雖鞕不可攻之。當須自欲大便乎。可知多一證卽多一證之繁難。一證可下。未必餘證皆可下也。延一日卽延一日之變遷。今日可下。未必異日猶可下也。設也汗多微發熱。則惡寒矣。凡承氣湯不可與。况大承氣乎。設也汗出多無發熱。則渴矣。猪苓且不中與。况承氣乎。設也但發熱無汗出。又勢必譫語矣。發熱譫語主大承氣。發熱汗多獨不宜大承氣乎。一面汗出。一面譫語。則過經乃宜大承氣。一面發熱。一面汗多。何待過經乃宜大承氣乎。吾究疑其虛多而實少。非洞燭實邪所在地。不敢擲承氣於虛牝也。然而長沙已詔我矣。書發熱。

殆如厥陰出而復去之熱。。以其不爲汗衰。。則有去無回也。。書汗多。。汗盡熱必盡。。汗生於穀。。而穀生於精。。精與汗有兩死。。汗與熱無兩生也。。舉熱狀汗狀以極言其虛狀。。正極言其實狀。。極言胃家上關中關虛。。即極言胃家下關實。。虛實以反觀而益顯。。下關反虛而爲實。。則氣不入腎。。熱出即氣出。。精不存腎。。汗亡即精亡。。上二關反實而爲虛。。則氣出不復入。。氣少熱愈多。。精亡不復存。。汗多精愈少。。絕胃陽者熱。。亡腎陰者汗也。。雖陽明病法多汗。。果有斗量不盡之精氣乎。。精不勝邪。。而反被邪卻。。皆下關之閉力大。。故拒力亦大耳。。曰急下之。。宜大承氣湯。。攻實固宜。。補虛亦宜。。妙能洞開下關之閫。。是實者虛之。。便能闔冋上二關之開。。又虛者實之。。一大承氣而雙方斬斷其病藤。。仲聖殆以劊膽與人哉。。

發汗不解。。腹滿痛者。。急下之。。宜大承氣湯。。

本篇凡發汗後無下法也。。發汗後又無腹滿痛也。。獨大下後纔腹滿痛耳。。苟非本有宿食。。便無燥屎之可言。。自無行大承氣之必要。。下之云乎哉。。急下云乎哉。。夫既發汗不解。。而非蒸蒸發熱。。與胃又何關係耶。。卽屬胃而無發熱。。中土大有容邪之餘地。。腹滿則有之。。何至於痛耶。。不冠陽明病三字。。已明示其無胃實證據矣。。太陰篇所謂腹滿時痛。。屬太陰者非耶。。太陰無潮熱譫語汗出諸見證。脾家實與胃家實之不同而同者此也。獨是太陰無下法。當行大黃芍藥者且減之。況大承氣乎。然則從何確定其是胃家實。非脾家實乎。卽胃家實矣。而胃家之中有三部分。又何部實。何部不實乎。上言有燥屎在胃中。實邪正在燥屎中。當然是胃家實。若燥屎無問題。則胃中別有叢邪之府矣。蓋有受穀之脘在。胃脘卽胃府之稱。胃對腎而言。上脘中脘下脘者其名。上關中關下關者其義。腎爲胃之關也。臍上五寸爲上脘。臍上四寸爲中脘。臍上二寸爲下脘。上下脘非正對其腹。滿痛處當是中脘處。中脘之關閉。則上下交通之路絕。病形中脘實。病機則中關實也。其滿而且痛者。邪聚故滿。氣傷故痛耳。獨是中脘爲胃之幕。精力彌滿莫如幕。度亦邪氣入而不能容。特因發汗之故。精氣隨汗出。因發汗不解之故。邪氣乘汗入。遂便宜者邪。而吃虧者腹。夫豈不能忍痛須臾哉。曰急下之。假令不急又何若。補救無及可想也。緣本證非徒胃家實。胃家實是邪正已混爲一家。下之有初鞕後溏之慮。大承氣不宜於急也。胃脘實則邪正顯分爲兩路。下之無初鞕後溏之慮。大承氣不宜於緩也。既緩無所用其急。既急無所用其緩。此進退羣醫之活法也。如謂陽明病祇有最急之三證。則前此之叮嚀爲無謂。餘條皆可玩視矣。豈誨人不倦之微旨乎。

腹滿不減。減不足言。當下之。宜大承氣湯。

腹滿痛可下。腹滿亦當下耶。上文凡腹滿證無當下明文。凡有滿狀無下法也。獨陽明病脈遲節。腹滿而喘主大承氣。然必俟外欲解。大便鞕而後可攻裏也。非攻腹滿也。其熱不潮。腹大滿不通者。非明明勿令大泄下乎。此外腹滿微喘又一見。腹滿而喘又一見。下之顯有流弊矣。又如腹都滿。腹微滿。與夫心下鞕滿。脇下鞕滿。胸脇滿不去。凡滿在腹之上下四旁者。一切與承氣證無涉。況乎下之則腹滿。下之腹微滿。下之腹滿如故。攻之脹滿不能食。下藥不獨無裨於滿且轉增其滿耶。如之何其以攻下駭人耶。吾謂似實非實之滿。病在滿。實而又實之滿。病在實。緣傳化之府本自實。但傳化物而不存。故實而不能滿。滿則實上加實。非胃實腸虛。腸虛胃實之比。宜其除卻胃家實以外無餘證。遂不能以言語形容其內實。仲景故特以滿字形容之。又恐人凡遇滿狀作實狀。或蹈上文誤下覆轍者。在所不免。則雖欲形容其實。不得不形容其滿。書腹滿不減。減者少也。苟不先言其不減。則腹微滿者可混視矣。苟始終言其不減。則腹滿如故者又混視矣。不減必有加。則大滿脹滿鞕滿喘滿。無不可以混視矣。惟腹滿之中有不減者在。不減之中有減者在。。減滿不減實。。滿減足言。。實減不足言。。從減不減上比較。。然後撇淸上文諸滿字。。托出本證之實字。。上文種種滿狀之惑人。。大都邪正混淆之滿。。本證則正氣爲邪氣所不容。。故不形實而形滿。。正氣之滿有盈虛。。邪氣之實有盈而無虛。。覺盈虛之相去若毫末。。遂欲言而不可以言傳也。。脫令長此腹滿又何若。。曰當下之。。滿不當下實當下。。無論急下緩下皆當也。。曰宜大承氣湯。。承氣宜於實。。卻亦宜於滿。。承氣證加倍寫。。承氣湯亦加倍寫也。。

陽明少陽合病。。必下利。。其脈不負者。。順也。。負者。。失也。。互相尅賊。。名爲負也。。脈滑而數者。。有宿食也。。當下之。。宜大承氣湯。。

太陽少陽合病曰自下利。。邪不從下利去。。仍從太陽解。。祗聽其自下利。。陽明少陽合病曰必下利。。邪從下利去。。就從陽明解。。可決其必下利也。。欲知其去邪之盡不盡。。當憑諸脈。。傷寒三日陽明脈大。。傷寒三日少陽脈小。。合大脈小脈化爲其脈。。覺大脈之中。。小脈爲之始。。一陽爲始也。。小脈之中。。大脈爲之衞。。二陽爲衞也。。此相生之脈則然。。木生火。。火生土。。土生金。。非少陽木火之化。。與陽明金土之化。。相得不相失乎。。少陽不負陽明。。陽明不負少陽也明甚。。吾無以名之。。名爲其脈不負足矣。。有是脈當然有是證。。縱使必下利。。

不爲逆也○○順也○○如其脈負者○○非必陽明之大脈勝小脈○○少陽之小脈勝大脈也○○從相得上反觀之○○便知其失也○○相尅故相失○○以其互相尅賊○○木尅土而火尅金○○金又尅木○○相尅則兩陽之化爲賊化○○賊脈亦非脈法能名狀○○則且名爲負也○○形容其相失○○庶幾形容其尅賊也○○得毋滑數脈即負脈耶○○非也○○負脈乃陽明少陽暗鬬之脈○○無非爲熱邪所操縱○○就令負脈不明瞭○○而數脈必明瞭○○數則爲熱○○數則爲虛○○藏負脈於數脈之中○○可悟陽明少陽之退化矣○○何以又脈滑而數耶○○脈法滑爲實○○數爲胃脈不如經○○既是不如經之胃實脈○○非正式胃家實可知○○無燥屎亦可知○○上文本有宿食有

燥屎。燥屎可信其有。本證即無燥屎有宿食。宿食尤信其有也。多食則遺。意中事也。獨是脈法脈滑而數必屎膿。屎膿似亦下利所常有。詎必有宿食耶。正惟相尅不相生。然後不化食而奪食。壯火食氣也。仰給於胃者也。少陽賊陽明。則壯火應衰而反壯。胃又仰給於少火也。氣食少火者也。陽明賊少陽。則少火應生而反散。烏得無宿食乎。大抵合病反易留宿食。宿食足以護餘邪。餘邪適以成燥屎。先欲杜絕其燥屎。毋寧犧牲其宿食。不當下亦當下也。曰宜大承氣湯。脈數無主承氣之例。下條脈數不解。何嘗見大承氣乎。吾謂承氣正治宿食。宜於脈滑。從治下利。宜於脈數。反接上條以立方。上條正治最實之實邪。本條從治未實之虛邪。愈以見大承氣之泛應不窮也。

病人無表裏證。發熱七八日。雖脈浮數者。可下之。假令已下。脈數不解。合熱則消穀善飢。至六七日。不大便者。有瘀血也。宜抵當湯。若脈數不解。而下不止。必協熱而便膿血也。

陽明署之裏病。陽明署之表亦病。表裏俱病。故曰病人。陽明表之表不病。陽明裏之裏不病。不涉太陽太陰。故曰病人無表裏證。書發熱不書汗出。非陽明表證而何。發熱七八日。非熱結在裏而何。但脈浮數。轉類太陽之表脈。倘有表證。是太陽之病未屬陽明。

下之爲逆。。苟有裏證。。恐太陽之陽脫離太陰。。下之尤逆。。既無表裏證。。則脈可從略。。姑舍之曰雖脈浮數。。緩商之曰可下之。。立可下之條。。語氣似爲誤下者恕。。特可下而非當下。。顯非指與承氣而言。。指毫無價值之下藥。。毋庸絕之太甚也。。蓋下之固得下。。卽不下之亦下。。故曰假令已下。。下藥不過徒多此一舉。。作未嘗誤下論可也。。下後未始不足以去浮脈。。異在數脈如故耳。。書脈數不解。。不曰發熱不解。。無浮脈當然無浮熱。。書合熱。。發熱則其熱分。。不發熱則其熱合也。。金匱謂熱則消穀。。內經謂胃熱則消穀。。消穀故善飢。。書消穀善飢。。卽經所謂精氣并於脾。。熱氣留於胃者也。。脾不爲胃行其津液。。至六七日不大便者。。固意中事。。何以謂其有瘀血耶。。奪血無汗。。陽明病法多汗。。言熱不言汗。。血證諦矣。。汗者血之液。。血者穀之精。。消穀則胃血不能取給於穀氣之精汁。。徒取給於穀氣之熱汁。。宜其無血液以化汗。。有血熱以化瘀也。。下其已瘀之血。。存其未瘀之血。。其惟抵當湯乎。。何以未下以前不與抵當湯耶。。豈非明知不可下。。故陷人於誤下耶。。不知脈浮發熱行抵當。。試問散而不聚之熱邪。。從何收拾。。且瘀血留在中焦。。抵當非中焦藥。。能保其毋犯胃氣及上二焦乎。。必熱在下焦。。而後行抵當者。。傷寒之通例也。。是抵當之宜不宜。。祇問其已下與未下。。苟非以大承氣爲嘗試。。則無論何等下藥。。皆能引熱下降。。移胃家之瘀以入大腸。。合熱其明徵。。不大便其明徵也。。何以必俟六七日始行抵當耶。。消穀則灰燼多而腐穢少。。非六七日之積。。胃中仍空虛也。。何以不善忘耶。。瘀血非其本有。。且有發熱。。營衞時上。。故不善忘。。何以不發黃耶。。黃爲穀色。。發黃穀氣不消。。消穀故不黃。。設無瘀血又何若。。若脈數不解。。而下不止。。是熱邪非截留其已化赤之血。。乃截留其未化血之汁。。令所消之穀。。脫離泌汁而不存。。故下不止。。久之熱汁亦無存在。。必協熱而便膿血。。膿血即泌汁之變相也。。何以不立方耶。。金匱下利脈大者不止。。脈微弱數者爲欲自止。。雖發熱不死。。且脈數今自愈者凡兩見。。又曰圊膿血以有熱故。。可知熱盡必止矣。。焉用藥乎。。然則先不下之又何若。。可下時尚不爲病人計。。遑敢續行抵當湯乎。。將如上文本有久瘀血。。遑敢補行抵當湯乎。。況下不止則抵當且備而不用。。夫非下藥可告無罪乎。。長沙寧爲誤下者寬假其既往。。正欲覺悟其將來。。獨抵當承氣。。則絲毫不能寬假耳。。收回抵當湯。。無非收回承氣湯。。抵當濫用且不可。。況大承氣乎。。

傷寒。。發汗已。。身目爲黄。。所以然者。。以寒溼在裏。。不解故也。。以爲不可下也。。於寒溼中求之。。

太陽傷寒可發汗。。若轉於陽明。。可發汗者上文僅三見而已。書發汗已。已者止也。汗止則邪止。咎誤汗也。書身目爲黃。本論太陰當發身黃。內經目黃爲黃癉。又曰熱中則目黃。凡改易其身目者黃爲之。不啻黃爲身目。非身目爲黃也。本證身目不應黃而黃。顯非黃色改易其本色。乃身目轉爲黃色也。蓋有所以然者在。已發黃之所以然。是瘀熱在裏。卽非發汗。亦必發黃。未發黃之所以然。是寒溼在裏。如或發黃。皆因發汗。緣汗藥能發現寒色帶溼色。太陽一開便爲黃。不能發動寒氣與溼氣。陽明一闔遂汗已。故雖在外之身目不如故。而在裏之寒溼則如故。非寒溼畢竟不爲黃也。寒溼相得之時是不解時。爲未來之瘀熱。尙不至於發黃。寒溼合化之時是欲解時。爲過去之寒溼亦不外乎發黃。黃不黃非可以汗解。未成黃之寒溼發汗固不解。已成黃之瘀熱。發汗仍不解故也。下之可乎。彼以爲可下者姑勿論。如以爲不可下也。吾取其無可下之見存。又不患其誤下。特患其以爲不可下猶可汗。重發汗則徒重其黃。而寒溼無少減。且患其以爲不可下或可溫。投溫劑又徒重其熱。而發黃無少衰。毋寧稍緩須臾。於寒溼中求之。先求寒溼之本相。再求寒溼之變相。便知無從汗解之所以然。從太陽方面求解陽明之溼。從陽明方面求解太陽之寒。亦知一汗一下無兩解之所以然。於無兩解之中求其解。

則寒溼中自有不汗而解不下而解之所當然也。下文三
方具在。異日行之。未爲晚也。

傷寒七八日。身黃如橘子色。小便不利。腹微滿者。茵
陳蒿湯主之。

傷寒七八日。太陽病固衰。陽明病亦衰。即不解當有
欲解之病形。身黃則端倪畢露矣。異在黃如橘子色。
一若有溼色無熱色者然。熱色纔是寒色之變相。得毋
溼反在表。寒仍在裏耶。非也。表面之黃盡掩其熱。
必裏面之溼重壓其寒。致寒水之經。不能受氣於寒。
而受制於溼。小便不利。其明徵也。小便不利皆發黃
。表黃裏亦黃可知。且也腹微滿。腹滿又腹寒之變相

。非如上文下之腹微滿也。膀胱滿卽腹不滿亦微滿。金匱謂陰被其寒。熱流膀胱。二語已指出寒溼所在地矣。蓋寒從陽道來。合溼便從陰道去。無如小便不爲之使。則欲去不去。而稽留於腹。腹者陰部也。身者陽部也。上文茵陳蒿湯略身部而不言。曰一宿腹減。經一宿而後陰令行。寒減腹乃減。又曰黃從小便去。小便利而後陰氣行。寒去黃自去。黃去則裏溼無存在。身黃特其外焉者也。尿如皂角汁之赤色。固甚於身如橘子之黃色也。當以茵陳蒿證爲張本。上文主熱越。熱色浮於黃。本證主身黃。黃色浮於熱。要其瘀熱與寒溼之相去。名異而實同也。茵陳亦見於金匱。雖爲穀癉而設。。無非針對寒溼中之間隙以立方。。如欲於寒溼中求病情。。進求茵陳之妙用。。則思過半矣。。

傷寒。。身黃發熱者。。梔子蘗皮湯主之。。

書傷寒不書惡寒。。但見發熱。。當然屬陽明。。特陽明發熱無身黃。。上文明言熱越不能發黃矣。。得毋無汗故發黃耶。。就令無汗能發黃。。要非發熱能發黃也。。特書曰身黃發熱。。不曰發熱身黃。。顯非因發熱而發黃。。不得目爲熱之黃。。亦非因發黃而發熱。。不得目爲黃之熱也。。夫使發熱身不黃。。則溼無變相。。身黃不發熱。。則寒無變相。。無如在裏之溼不外向。。但變溼色爲身黃。。在裏之寒則外向。。已變寒氣爲發熱。。其黃將以小便爲去路者○○其熱非以小便爲去路也○○其寒欲以汗解爲出路者○○其溼非以汗解爲出路也○○治本證與上條有分別○○上條著眼在尿色○○於皂角汁中收納其身黃○○黃去當然小便赤○○本條著眼在熱色○○從橘子色上收回其發熱○○熱除自然小便白也○○蓋身黃甚則去寒易於去溼○○君茵陳庶無未盡之溼○○發熱甚則去溼易於去寒○○主茵陳恐有未盡之寒○○勿徒泥小便不利爲黃家之通病○○但求黃從小便去○○此外無他求也○○梔子蘗皮湯主之○○又臣茵陳之不逮矣○○方旨詳註於後○○

梔子蘗皮湯方

梔子十五個擘　甘草一兩炙　黃蘗二兩

右三味。以水三升。煮取一升半。去滓。分溫再服。

梔子黃蘖皆氣味苦寒。而色黃。宜其中病。特黃蘖曰皮而梔子不曰皮。似蘖皮專治皮之黃。皮之熱。且本草經黃蘖主黃癉。梔子未嘗主黃癉。是黃蘖又功在梔子之上。何以不名曰蘖皮梔子湯。而曰梔子蘖皮湯耶。梔子能進退黃蘖。黃蘖不能進退梔子。方內用黃蘖二兩而不但用皮。顯因梔子先領黃蘖出皮外。故曰蘖皮。復領黃蘖入胃中。故君梔子也。何以又佐甘草耶。寒溼在中不在下。欲梔蘖之留中。非甘以緩之不可。觀甘草一兩。合梔子十五枚。皆取五十居中之義。且甘草之色為尤黃。中土受氣於甘。能保全固有之黃。

而還其原化之不黃。。緣熱甚則溼土之氣奪。。甘草與有瀦移之力也。。茵陳蒿湯無甘草者。。以急求小便故。。則寧缺毋濫耳。。獨是金匱一身盡發熱而黃。。則當下。。何以本證不主下耶。。金匱黃家。。從溼得之。。瘀熱醞釀已久。。且有肚熱。。故當下。。本條身黃。。從傷寒得之。。瘀熱醞釀未久。。且無肚熱。。不獨本證不當下。。凡陽明發黃無下法。。故下法僅見於金匱。。而本方獨見於傷寒也。。

傷寒。。瘀熱在裏。。身必發黃。。麻黃連軺赤小豆湯主之。。

本證已見上文矣。。何以不實指其小便不利耶。。得毋小便利耶。。小便自利又不能發黃也。。陽明之黃。。固非小便利。。亦不盡小便不利也。。明言小便不利之發黃。。是病形畢露。。就令不能發黃亦必黃。。不明言小便不利之發黃。。是病形未露。。就令不即發黃亦必黃。。大抵膀胱發出毫毛之黃。。黃在色。。尿色一變便爲黃。。陽明發出太陽之黃。。黃在氣。。衞氣未發未爲黃也。。衞氣改換太陽之色相。。斯身及面目如兩人耳。。何以不發熱耶。。假令身未黃而發熱。。當然有汗出。。得汗何至於發黃。。無如傷寒不書七八日。。邪無去志。。則病無愈期。。衞氣莫能助兩陽以汗解者。。勢必爲瘀熱所利用。。雖非突如橘子色之黃。。而卒不免於黃。。於汗孔中隱約求之。。殆亦橘子色之次者歟。。究不能作茵陳蒿證看。。及梔子蘗皮證看也○○同是寒溼在裏不解○○首條不解之病形屬下焦○○次條不解之病形屬中焦○○本條不解之病形屬上焦也○○衛氣出上焦者也○○上焦又如霧○○其何以消滅如烟之黃○○還其如霧之不黃乎○○麻黃連軺赤小豆湯主之○○主寒兼主溼○○主上焦亦主腠理也○○方旨詳註於後○○

麻黃連軺赤小豆湯方

麻黃二兩去節　赤小豆一升　連軺二兩　生梓白皮一升

大棗十二枚擘　杏仁四十個去皮尖　生薑二兩　甘草二兩炙

右八味○以潦水一斗○先煮麻黃○再沸○去上沫○納諸藥○煮取三升○分溫三服○半日服盡○

命方首推麻黃○○變表藥爲裏藥○○合杏甘薑棗○○針對傷

寒。。合連軺赤小豆。。針對瘀熱。。看似種種發黃中與也。。吾謂必發黃三字。。當從上焦看出。。而後知長沙之通天手眼也。。觀其仿麻黃湯法爲方旨。。藥力悉禀天氣而行。。取天氣下爲雨之義。。俾寒溼化濁流而去。。諸藥已各有專長。。加以參天之生梓白皮。。尤爲匠心獨運。。梓爲百木長。。疏理色白。。其色則轉移腠理及上焦之黃。。其皮則令藥氣之行不外散也。。若以潦水煑藥。。更爲論内所無。。潦水乃雨後晴明之天水。。從高原而下注。。用一斗不爲多者。。欲其流走諸藥。。驅瘀熱而納諸溝澮也。。且分温三服。。瘀熱尚有遺乎。。曰半日服盡。。不曰一宿服盡。。一宿云者。。收效於陰。。半日云者。。取效於陽也。本方不適用於金匱。而適用於傷寒。結上寒溼二字也。立不可下三證。微示上焦中焦下焦之身黃。應上急下三證。微示上脘中脘下脘之胃實也。三方又與三承氣相角立。總結承氣證。劃清實與黃也。前路從黃說到實。隱而不發者承氣湯。後路從實說到黃。止而不言者承氣湯。大抵胃不實而後有身黃。身不黃而後有胃實。類舉三承氣證之陪客。以殿陽明之末。有以夫。脩園以茵陳代梓皮非。

讀過傷寒論卷九陽明篇豁解終